国家级实验教学示范中心建设经费资助项目
国家级一流本科专业建设经费资助项目
江苏省高等学校品牌专业建设经费资助项目
江苏省产教融合重点基地建设经费资助项目
江苏省产教融合品牌专业建设经费资助项目
中国药科大学"十四五"校级规划教材重点资助项目

药学综合实验与指导

Comprehensive Pharmacy Experiments and Guidance

（供药学类、制药工程及相关专业用）

主　审　尤启冬

主　编　江　程

编　委　（以姓氏笔画为序）

刘　李　孙春萌　吴春勇　胡庆华　郭小可　舒　畅

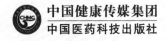

中国健康传媒集团

中国医药科技出版社

内 容 提 要

本教材是一本综合性实验教材，共包括 6 个药物的综合实验，每个药物的实验涉及从原料药合成、原料药质量分析、药效学、药代动力学以及药物剂型制备等药品研发的各个环节。本教材适用于本科药学类、制药工程及相关专业师生教学使用。

图书在版编目（CIP）数据

药学综合实验与指导 / 江程主编 . —北京：中国医药科技出版社，2023.12
ISBN 978-7-5214-4400-1

Ⅰ.①药…　Ⅱ.①江…　Ⅲ.①药物学 – 实验 – 教材　Ⅳ.① R9–33

中国国家版本馆 CIP 数据核字（2023）第 235664 号

美术编辑　陈君杞
版式设计　友全图文

出版　**中国健康传媒集团** | 中国医药科技出版社

地址　北京市海淀区文慧园北路甲 22 号

邮编　100082

电话　发行 : 010-62227427　邮购 : 010-62236938

网址　www.cmstp.com

规格　889 × 1194 mm $^1/_{16}$

印张　6 $^3/_4$

字数　185 千字

版次　2023 年 12 月第 1 版

印次　2023 年 12 月第 1 次印刷

印刷　北京盛通印刷股份有限公司

经销　全国各地新华书店

书号　ISBN 978-7-5214-4400-1

定价　**39.00 元**

获取新书信息、投稿、为图书纠错，请扫码联系我们。

药学是一门综合性、实践性和应用性都比较强的学科。在药品研发、生产和使用过程中，都会涉及药物化学、药物制剂、药物分析、药理学等学科知识。为适应我国医药行业对创新型人才培养的要求，推进药学本科教学的改革，加强学生对药学这一综合性学科的深度认知，结合多年教学和科研经验，编写了《药学综合实验与指导》。

本教材是一本综合性实验教材，共包括6个药物的综合实验，涉及从原料药合成、原料药质量分析、药效学、药代动力学以及药物剂型制备等药品研发的各个环节，旨在加强学生对药品研发全流程的深度学习和综合理解，同时也让学生能运用已学知识对实验过程进行分析和讨论，建立学生的立体学习网络。本教材涉及的6个药物分属不同疾病领域，为各领域的经典药品或新近上市的药品，特别是选取了我国自主研发的原创新药；实验内容上，包括了多种类型的化学反应，设计了普通片剂、肠溶片剂、胶囊剂、注射液、软膏剂，以期通过本综合实验的学习，既能够训练和培养学生综合实验技能，接触较新的学科知识，也能够让学生实际接触我国新药创制的过程，最终达到增强药学素养、提升文化自信的目的。

本教材的实验内容中，药物化学实验部分由郭小可编写，药物分析部分由吴春勇、舒畅编写，药理学实验部分由胡庆华编写，药代动力学实验部分由刘李编写，药物制剂部分由孙春萌编写。全书由江程统稿并修改完成，邀请尤启冬进行全局整理和把关。

由于编者水平所限，还存在诸多疏漏和不妥之处，恳请各位同仁及广大读者提出宝贵意见和建议，以便后续完善。

编 者

2023年10月

目 录

实验一 对乙酰氨基酚及其片剂

◆ 一、实验目的

　　1.掌握对乙酰氨基酚原料药和制剂的质量控制要求。

　　2.熟悉对乙酰氨基酚不同的工业化合成方法。

　　3.掌握片剂的处方工艺及制备流程，熟悉对乙酰氨基酚的常用剂型。

　　4.掌握对乙酰氨基酚的解热镇痛作用评价方法。

　　5.掌握对乙酰氨基酚体内代谢毒副作用产生机制。

◆ 二、药物简介

　　药物名称（中文）：对乙酰氨基酚

　　药物名称（英文）：paracetamol

　　化学结构式：

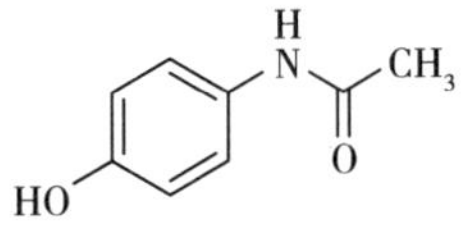

　　化学名（中文）：N-(4-羟基苯基)乙酰胺

　　化学名（英文）：N-(4-hydroxyphenyl)acetamide

　　原料药为白色结晶或结晶性粉末，无臭，味微苦；熔点168～172℃；在热水或乙醇中易溶，在丙酮中溶解，在冷水中略溶。临床用途：解热镇痛，主要用于普通感冒或流行性感冒引起的发热，也用于缓解轻至中度疼痛如头痛、关节痛、偏头痛、牙痛、肌肉痛、神经痛、痛经等。常用剂型有：片剂、咀嚼片、泡腾片、注射剂、栓剂、胶囊剂、颗粒剂、滴剂、凝胶等。

◆ 三、实验内容

（一）原料药的化学合成及质量控制

【实验原理】

　　对乙酰氨基酚的合成方法很多。最早的合成路线是以苯酚为原料，经硝化、还原生成对氨基酚，最后用冰醋酸乙酰化得到。这条路线中最关键的步骤是对氨基酚中间体的制备。

　　20世纪90年代，又将此路线进行改造，以苯酚为原料，经乙酰化、Fries重排、肟化、Beckmann重排得到对乙酰氨基酚。

　　2010年俄国科学家又提出了新的合成方法，以苯酚为原料，在多聚磷酸中与硝基乙烷反应即得对乙酰氨基酚。

　　本实验直接采用对氨基酚为原料，经乙酰化后得到产品。合成路线如下：

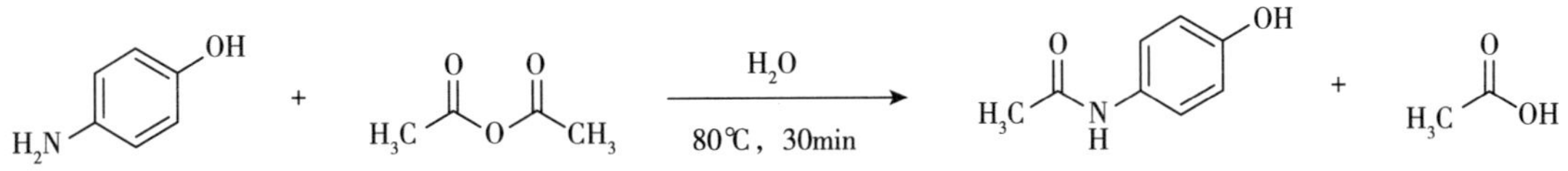

【仪器与试剂】

　　1.仪器　四颈瓶（100ml）、茄型瓶（100ml）、球形冷凝管、温度计、抽滤瓶、布氏漏斗、水浴锅、红外分光光度仪、纳氏比色管、高效液相色谱仪、紫外分光光度仪、pH计、分析天平、烘箱、马弗炉、扁形称量瓶、坩埚、移液管、量筒、量瓶。

2.试剂 对氨基苯酚、醋酐、亚硫酸氢钠、对乙酰氨基酚原料（自制）及其对照品、对氨基酚对照品、对氯苯乙酰胺对照品、三氯化铁试液、稀盐酸、亚硝酸钠试液、碱性 β- 萘酚试液、1号浊度标准液、棕红色2号或橙红色2号标准比色液、标准氯化钠溶液、稀硝酸、硝酸银试液、标准硫酸钾溶液、25%氯化钡溶液、甲醇、磷酸氢二钠、磷酸二氢钠、10%四丁基氢氧化铵溶液、硫酸、标准铅溶液、醋酸盐缓冲液（pH3.5）、硫代乙酰胺试液、0.4%氢氧化钠溶液。

【实验方法】

1.化学合成

（1）原料规格及配比

原料名称	规格	用量	摩尔数	摩尔比
对氨基苯酚	CP	10.6g	0.097	1
醋酐	CP	12ml	0.127	1.31
水	CP	30ml		
0.5%亚硫酸氢钠溶液	自制	5ml		

（2）实验操作 在100ml三颈瓶中加入对氨基苯酚10.6g，水30ml，醋酐12ml，搅拌，并于80℃水浴中加热30min，放冷，析晶，过滤，滤饼以10ml冷水洗2次，压紧抽干，干燥，得对乙酰氨基酚粗品。

在100ml茄形瓶中加入对乙酰氨基酚粗品，加水5ml/g（水/粗品），加热溶解，稍冷后加入活性炭0.5g，煮沸5min。抽滤瓶和布氏漏斗预热后，在抽滤瓶中加入亚硫酸氢钠（附注1-1-1）0.5g，趁热抽滤，滤液放冷析晶，抽滤，滤饼以0.5%亚硫酸氢钠溶液5ml分2次洗涤，抽滤、干燥得纯品。测熔点（168~172℃）。

2.结构表征

（1）^{1}HNMR谱图（DMSO-d_6）

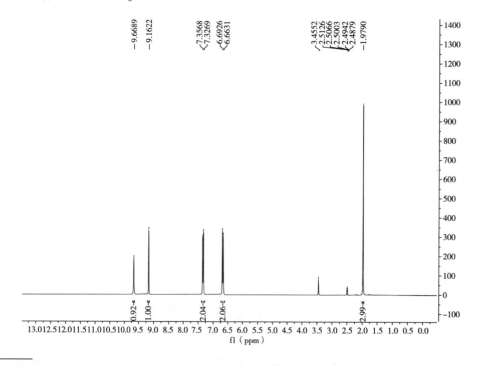

附注 1-1-1 亚硫酸氢钠可防止对乙酰氨基酚被空气氧化，但浓度不宜过高，否则会影响产品质量。

^{1}H NMR（300MHz, DMSO-d_6）δ（ppm）: 9.67（s, 1H）, 9.16（s, 1H）, 7.34（d, J=9.0Hz, 2H）, 6.68（d, J=8.9Hz, 2H）, 1.98（s, 3H）。

（2）^{13}C NMR谱图（DMSO-d_6）

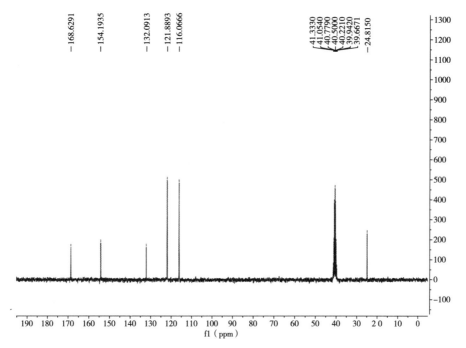

^{13}C NMR（75MHz, DMSO-d_6）δ（ppm）: 168.63, 154.19, 132.09, 121.89, 116.07, 24.81。

（3）质谱图

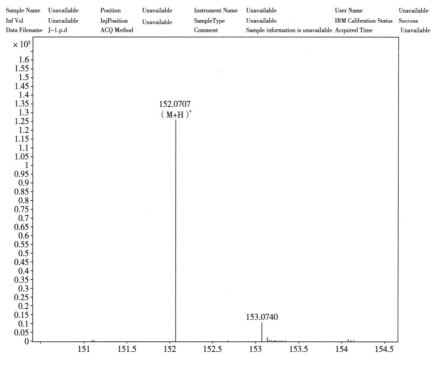

HRMS（ESI-TOF）*m/z* calc'd for $C_8H_9NO_2$［M+H］$^+$ 152.0706, found 152.0707。

（4）红外吸收光谱图

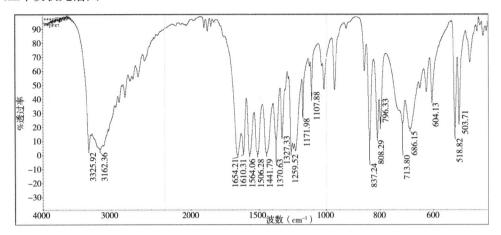

IR（cm⁻¹，KBr film）：3325.92，3162.36，1654.21，1610.31，1564.06，1506.28，1441.79，1370.63，1327.33，1259.52，1171.98，1107.88，837.24，808.29，796.33，713.80，686.15，604.13，518.82，503.71。

（5）高效液相图

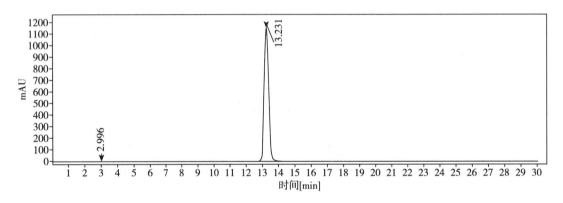

保留时间［min］	类型	峰宽［min］	峰面积	峰高	峰面积%
2.996	MV m	0.10	5.57	1.76	0.03
13.231	BV	1.58	21199.36	1155.42	99.97

HPLC t_R = 13.231min，99.97%。

3.鉴别

（1）本品的水溶液加三氯化铁试液，即显蓝紫色。

（2）取本品约0.1g（附注1-1-2），加稀盐酸5ml，置水浴中加热40min，放冷；取0.5ml，滴加亚硝酸钠试液5滴，摇匀，用水3ml稀释后，加碱性β-萘酚试液（附注1-1-3）2ml，振摇，即显红色。

附注1-1-2　试验中供试品与试药等"称重"或"量取"的量，均以阿拉伯数码表示，其精确度可根据数值的有效数位来确定，如称取"0.1g"，系指称取重量可为0.06～0.14g；称取"2g"，系指称取重量可为1.5～2.5g；称取"2.0g"，系指称取重量可为1.95～2.05g；称取"2.00g"，系指称取重量可为1.995～2.005g。

"精密称定"系指称取重量应准确至所取重量的千分之一；"称定"系指称取重量应准确至所取重量的百分之一；"精密量取"系指量取体积的准确度应符合国家标准中对该体积移液管的精密度要求；"量取"系指用量筒或按照量取体积的有效数位选用量具。取用量为"约"若干时，系指取用量不得超过规定量的±10%。

取用量的精度未作特殊规定时，应根据其数值的有效数位选用与之相应的量具，如规定量取5ml、5.0ml或5.00ml时，则应分别选用5～10ml的量筒、5～10ml的刻度吸管或5ml的移液管进行量取。

附注1-1-3　碱性β-萘酚试液配制：取β-萘酚0.25g，加氢氧化钠溶液（1→10）10ml使溶解即得。本液应临用新制。

4.检查

（1）药物中一般杂质的检查　在原料药的生产过程中，常用到酸、碱、反应试剂、催化剂等，从而引入一般杂质。这些杂质的产生主要与生产工艺过程有关，可反映生产工艺情况，并直接影响药品的稳定性。检查一般杂质对评价药品生产工艺的状况有重要意义。

①酸度：取本品0.10g，加水10ml使溶解，pH应为5.5～6.5。

②乙醇溶液的澄清度与颜色：取本品1.0g，加乙醇10ml溶解后，溶液应澄清无色；如显浑浊，与1号浊度标准液比较，不得更浓；如显色，与棕红色2号或橙红色2号标准比色液比较，不得更深。

③氯化物：取本品2.0g，加水100ml，加热溶解后，冷却，滤过，取滤液25ml，再加稀硝酸10ml；溶液如不澄清，应滤过；置50ml纳氏比色管（附注1-1-4）中，加水使成约40ml，摇匀，即得供试品溶液。另取标准氯化钠溶液5.0ml，置50ml纳氏比色管中，加稀硝酸10ml，加水使成40ml，摇匀，即得对照溶液。于供试品溶液与对照溶液中，分别加入硝酸银试液1.0ml，用水稀释使成50ml，摇匀，在暗处放置5分钟（附注1-1-5），同置黑色背景上，从比色管上方向下观察，供试品溶液与对照溶液比较，不得更浓（0.01%）。

④硫酸盐：取氯化物项下剩余的滤液25ml，置50ml纳氏比色管中，加稀盐酸2ml，摇匀，即得供试品溶液。另取标准硫酸钾溶液1.0ml，置50ml纳氏比色管中，加水使成约40ml，加稀盐酸2ml，摇匀，即得对照溶液。于供试品溶液与对照溶液中，分别加入25%氯化钡溶液5ml，用水稀释至50ml，充分摇匀，放置10分钟，同置黑色背景上，从比色管上方向下观察，供试品溶液与对照溶液比较，不得更浓（0.02%）。

⑤干燥失重：取本品约1g，置与供试品相同条件下干燥至恒重的扁形称量瓶中，精密称定，在105℃干燥至恒重（附注1-1-6），减失重量不得过0.5%。

⑥炽灼残渣：取本品1.0～2.0g，置已炽灼至恒重的坩埚中，精密称定，缓缓炽灼至完全炭化，放冷；除另有规定外，加硫酸0.5～1ml使湿润，低温加热至硫酸蒸气除尽后，在700～800℃炽灼使完全灰化，移置干燥器内，放冷，精密称定后，再在700～800℃炽灼至恒重，炽灼残渣不得过0.1%。

⑦重金属：取25ml纳氏比色管三支，甲管中加标准铅溶液一定量与醋酸盐缓冲液（pH3.5）2ml后，加水稀释成25ml；乙管中加入本品1.0g，加水20ml，置水浴中加热使溶解，放冷，滤过，取滤液加醋酸盐缓冲液（pH3.5）2ml与水适量使成25ml；丙管中加入与乙管相同重量的供试品，加水适量使溶解，再加与甲管相同量的标准铅溶液与醋酸盐缓冲液（pH3.5）2ml后，用水稀释成25ml。再在甲、乙、丙三管中分别加硫代乙酰胺试液各2ml，摇匀，放置2min，同置白纸上，自上向下透视，当丙管中显出的颜色不浅于甲管时，乙管中显示的颜色与甲管比较，不得更深（含重金属不得过百万分之十）。

（2）特殊杂质的检查　本品的合成路线较多，不同生产工艺引入的有关杂质不尽相同，它们主要包括合成中间体、副产物及分解产物，如对硝基酚、对氨基酚、对氯苯胺、对氯苯乙酰胺、O-乙酰基

附注1-1-4　纳氏比色管应选择玻璃外表面无划痕、无瑕疵；管的内径和刻度线的高度均一致、透光度与色泽一致的玻璃比色管。纳氏比色管使用后应立即用水冲洗，不应用毛刷刷洗，以免划出条痕损伤比色管。

附注1-1-5　应注意按操作顺序进行，先制成40ml的水溶液，再加入硝酸银试液1.0ml，以免在较大浓度的氯化物下局部产生浑浊，影响比浊。供试品溶液与对照溶液在加入硝酸银试液后，应立即充分摇匀，以防止局部过浓而影响产生的浑浊，并应在暗处放置5分钟，避免光线直接照射。

附注1-1-6　恒重，除另有规定外，系指供试品连续两次干燥或炽灼后重的差异在0.3mg以下的重量；干燥至恒重的第二次及以后各次称重均应在规定条件下继续干燥1小时后进行；炽灼至恒重的第二次称重应在继续炽灼30分钟后进行。称量瓶应编码标记，瓶盖与称量瓶应编码一致，以免混淆。称量瓶放入干燥箱内的位置、先后次序、在干燥器内放冷时间、称量顺序以及称量用的电子天平，均应前后一致。同一干燥器内同时放置的称量瓶不宜过多，否则不易获得恒重。

对乙酰氨基酚、偶氮苯、氧化偶氮苯、苯醌和醌亚胺等。《中国药典》2020年版采用HPLC法检查对氨基酚及其他有关物质，流动相为磷酸盐缓冲液－甲醇（90∶10）。对氯苯乙酰胺由于极性小，无法在此色谱条件下一并检查，故将流动相中甲醇的比例由10%提高到40%后，单独检查对氯苯乙酰胺。

①有关物质：照高效液相色谱法（《中国药典》2020年版四部通则0512）测定。临用新制（附注1-1-7）。

溶剂　甲醇－水（4∶6）。

供试品溶液　取本品适量，精密称定，加溶剂溶解并定量稀释制成每1ml中约含20mg的溶液（附注1-1-8）。

对照品溶液　取对氨基酚对照品适量，精密称定，加溶剂溶解并定量稀释制成每1ml中约含0.1mg的溶液。

对照溶液　精密量取对照品溶液与供试品溶液各1ml，置同一100ml量瓶中，用溶剂稀释至刻度，摇匀。

色谱条件　用辛基硅烷键合硅胶为填充剂（附注1-1-9）；以磷酸盐缓冲液（取磷酸氢二钠8.95g，磷酸二氢钠3.9g，加水溶解至1000ml，加10%四丁基氢氧化铵溶液12ml）－甲醇（90∶10）为流动相；检测波长为245nm（附注1-1-10）；柱温为40℃；进样体积20μl。

系统适用性要求　理论板数按对乙酰氨基酚峰计算不低于2000。对氨基酚峰与对乙酰氨基酚峰之间的分离度（附注1-1-11）应符合要求。

测定法　精密量取供试品溶液与对照溶液，分别注入液相色谱仪，记录色谱图至主峰保留时间的4倍。

限度　供试品溶液色谱图中如有与对氨基酚保留时间一致的色谱峰，按外标法以峰面积计算（附注1-1-12），含对氨基酚不得过0.005%，其他单个杂质峰面积不得大于对照溶液中对乙酰氨基酚峰面积的0.1倍（0.1%），其他各杂质峰面积的和不得大于对照溶液中对乙酰氨基酚峰面积的0.5倍（0.5%）。

附注1-1-7　由于溶液稳定性的限制，溶液需要现配现用。

附注1-1-8　可以根据供试品的多少等比例调整溶剂体积，自行设计实验方案。譬如，精密称取本品约400mg，置20ml量瓶中，加溶剂适量，振摇使溶解，用溶剂稀释至刻度，摇匀，即得。

附注1-1-9　根据标准要求和流动相的pH范围，选用适宜的色谱柱。安装色谱柱时，流动相流路的方向应与色谱柱标签上箭头所示方向一致。除另有规定外，不宜反向使用。进样前，色谱柱应用流动相充分冲洗平衡。经系统适用性试验测试，应符合要求。色谱柱在使用过程中，应避免压力、温度的急剧变化及任何机械震动。温度的突然变化或者机械震动都会影响柱内填剂的填充状况。柱压的突然升高或降低也会冲动柱内填料，因此在调节流动相流速时应该缓慢进行。试验结束后，可按色谱柱的使用说明书，对色谱柱进行冲洗和保存。

附注1-1-10　有关物质检查时，检测波长的选择应兼顾主成分与杂质，尽量选择响应因子基本一致且满足杂质检测灵敏度需求的波长。

附注1-1-11　分离度（R）用于评价待测物质与被分离物质之间的分离程度，是衡量色谱系统分离效能的关键指标。除另有规定外，待测物质色谱峰与相邻色谱峰之间的分离度应不小于1.5。分离度的计算公式为：

$$R = \frac{2 \times (t_{R_2} - t_{R_1})}{W_1 + W_2} \quad 或 \quad R = \frac{2 \times (t_{R_2} - t_{R_1})}{1.70 \times (W_{1,h/2} + W_{2,h/2})}$$

式中，t_{R_2}为相邻两色谱峰中后一峰的保留时间；t_{R_1}为相邻两色谱峰中前一峰的保留时间；W_1、W_2及$W_{1,h/2}$、$W_{2,h/2}$，分别为此相邻两色谱峰的峰宽及半高峰宽。

附注1-1-12　杂质外标法是按各品种项下的规定，精密称取杂质对照品和供试品，配制成溶液，分别精密取一定量，进样，记录色谱图，测量杂质对照品溶液和供试品溶液中待测物质的峰面积，按下式计算杂质含量：

$$杂质浓度（C_x） = C_R (A_X/A_R)$$

式中，A_X为供试品溶液中杂质的峰面积；A_R为对照品溶液中杂质的峰面积；C_X为供试品溶液中杂质的浓度；C_R为对照品溶液中杂质的浓度。

②对氯苯乙酰胺：参照高效液相色谱法测定。临用新制。

溶剂与供试品溶液 见"有关物质"项下。

对照品溶液 取对氯苯乙酰胺对照品与对乙酰氨基酚对照品各适量，精密称定，加溶剂溶解并定量稀释制成每1ml中约含对氯苯乙酰胺1μg与对乙酰氨基酚20μg的混合溶液（附注1-1-13）。

色谱条件 用辛基硅烷键合硅胶为填充剂；以磷酸盐缓冲液（取磷酸氢二钠8.95g，磷酸二氢钠3.9g，加水溶解至1000ml，加10%四丁基氢氧化铵12ml）-甲醇（60：40）为流动相；检测波长为245nm；柱温为40℃；进样体积20μl。

系统适用性要求 理论板数按对乙酰氨基酚峰计算不低于2000。对氯苯乙酰胺峰与对乙酰氨基酚峰之间的分离度应符合要求。

测定法 精密量取供试品溶液与对照品溶液，分别注入液相色谱仪，记录色谱图。

限度 按外标法以峰面积计算，含对氯苯乙酰胺不得过0.005%。

5.含量测定

照紫外-可见分光光度法（《中国药典》2020年版四部通则0401）测定。

供试品溶液 取本品约40mg，精密称定，置250ml量瓶中，加0.4%氢氧化钠溶液50ml溶解后，用水稀释至刻度，摇匀，精密量取5ml，置100ml量瓶中，加0.4%氢氧化钠溶液10ml，用水稀释至刻度，摇匀。

测定法 取供试品溶液，在257nm的波长处测定吸光度（附注1-1-14），按$C_8H_9NO_2$的吸收系数（$E_{1cm}^{1\%}$）为715计算。

限度 按干燥品计算（附注1-1-15），含$C_8H_9NO_2$应为98.0%～102.0%。

（二）对乙酰氨基酚片（100mg规格）制备与质量检查

【实验材料】

处方（100片用量）

成分	加入量	处方分析
对乙酰氨基酚	10g	主药
糊精	10g	填充剂
淀粉	16g	填充剂
羟丙甲纤维素	6.7g	崩解剂
10%淀粉浆	QS	黏合剂
硬脂酸镁	2.5g	润滑剂

附注1-1-13 可以根据供试品的多少等比例调整稀释倍数，自行设计实验方案。譬如，取对氯苯乙酰胺对照品约10mg以及对乙酰氨基酚对照品约200mg，精密称定，置200ml量瓶中，加溶剂溶解并稀释至刻度，摇匀。精密量取1ml，置50ml量瓶中，用溶剂稀释至刻度，摇匀，即得。

附注1-1-14 吸光度测定时，石英吸收池必须洁净。当吸收池中装入同一溶剂，在规定波长测定各吸收池的透光率，如透光率相差在0.3%以下者可配对使用，否则必须加以校正。取吸收池时，手指拿毛玻璃面的两侧。装入样品溶液的体积以池体积的4/5为宜，使用挥发性溶液时应加盖。透光面要用擦镜纸由上而下擦拭干净，检视应无残留溶剂。为防止溶剂挥发后溶质残留在吸收池的透光面，可先用蘸有空白溶剂的擦镜纸擦拭，然后再用干擦镜纸拭净。吸收池放入样品室时应注意每次放入方向相同。测定完毕后吸收池应及时用溶剂及水冲洗干净，晾干，防尘保存。

附注1-1-15 当供试品的含量测定"按干燥品计算"时，应取未经干燥的供试品进行试验，测定后再按干燥品计算，因而干燥失重的数据将直接影响含量测定的结果。当供试品具有引湿性时，宜同时进行干燥失重与含量测定的取样。

【工艺流程】

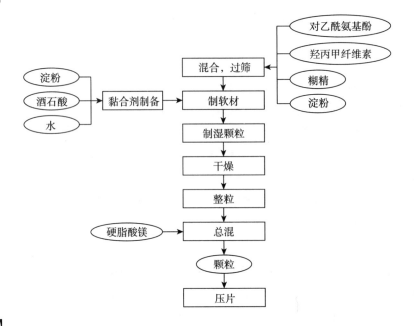

【实验方法】

1.制备工艺

称取淀粉5g、酒石酸1g分散或溶解于50ml的蒸馏水中，加热制备成10%淀粉浆，放冷备用（附注1-2-1）。

取适量对乙酰氨基酚研磨均匀，过80目筛，称取处方量对乙酰氨基酚、糊精、羟丙甲纤维素和淀粉，混匀（附注1-2-2），加入适量10%淀粉浆制成软材，使之手握成团，触之即散（附注1-2-3）。过16目尼龙筛制粒，湿颗粒于60℃烘箱中干燥30min后，抖动过16目筛整粒（附注1-2-4），将此颗粒与硬脂酸镁混匀，使用Φ11mm冲头压片，每片含对乙酰氨基酚100mg。

2.质量检查

药品质量标准的检查项目除了纯度外，还包括对药物的安全性、有效性和均一性的检查。其中，有效性是指研究建立的药品标准所使用的分析检测方法必须有效地满足药品质量检定的专属灵敏、准确可靠的要求，所设置的项目和指标限度必须达到对药品的特定临床使用目标的有效控制。制剂的有效性必须符合《中国药典》2020年版制剂通则的要求，通常包括崩解时限、溶出度等检查。而药品的均一性是指药物及其制剂按照批准的来源、处方、生产工艺、贮藏运输条件等所生产的每一批次的产品，都符合其质量标准的规定，满足用药的安全性和有效性要求。药物制剂的均一性体现为各单位剂量之间的均匀程度，如重量差异、含量均匀度、溶出度等。

（1）重量差异　是指按规定称量方法测得每片的重量与平均片重之间的差异程度。凡规定检查含量均匀度的片剂，一般不再进行重量差异的检查。糖衣片应在包衣前检查片芯的重量差异，符合规定后方可包衣，包衣后不再检查重量差异。薄膜衣片应在包薄膜衣后检查重量差异并符合规定。

附注1-2-1　制备好的淀粉浆，须在完全冷却后使用。在实际生产中，除采用湿颗粒法压片外，亦可采用直接粉末压片，以完全避免湿、热的影响。

附注1-2-2　压片所用原料一般应先经过粉碎、过筛和混合等操作。小剂量药物与辅料混合时，常采用逐级稀释法（等容量递增法）并反复过筛、混合以确保混合均匀。

附注1-2-3　黏合剂用量要恰当，使软材达到以手握之可成团块、手指轻压时又能散裂而不成粉状为度。再将软材挤压过筛，制成所需大小的颗粒，颗粒应以无长条、块状和过多的细粉为宜。

附注1-2-4　湿颗粒应根据主药和辅料的性质，以适宜温度尽快干燥。干燥后颗粒往往结团粘连，需过筛整粒，也可加入润滑剂同时整粒并混匀。

照《中国药典》2020年版四部通则"0101片剂"项下规定，取供试品20片，精密称定总重量，计算平均片重，再分别精密称定每片的重量（附注1-2-5），每片重量与平均片重比较（凡无含量测定的片剂或有标示片重的中药片剂，每片重量应与标示片重比较），按表1-1中的规定，超出重量差异限度的不得多于2片，并不得有1片超出限度1倍（附注1-2-6）。

表1-1 片剂的重量差异限度要求

片剂的平均重量（g）	重量差异限度（%）
0.3g以下	±7.5
0.3g或0.3g以上	±5

（2）硬度检查 片剂的硬度与其储运后外形的完整性有关，生产厂家一般均将硬度作为片剂的内控指标之一。硬度的检查法有以下两种：

①手工检查法：取一片受试片剂，置中指和食指间，用拇指以适当压力挤压片子，不应立即分裂，否则表示此片剂硬度不足。

②片剂硬度测定仪测定：将一片受试片剂径向固定在微调夹头与顶头之间。将"倒""顺"开关拨至"顺"位置，选择开关拨至"硬度"挡，待药片破碎，读取硬度指示读数表中的读数，共测定3~6片，取其平均值。

（3）脆碎度 反映片剂的抗磨损震动能力，也是片剂质量标准检查的重要项目。

①测定装置：照《中国药典》2020年版四部通则"0923片剂脆碎度检查法"，采用片剂脆碎度检查仪进行测定。片剂脆碎度检查仪的主要结构为内径约为286mm，深度为39mm，内壁抛光，一边可打开的透明耐磨塑料圆筒。圆筒固定于同轴的水平转轴上，转轴与电动机相连，转速为每分钟25转±1转。筒内有一自中心轴套向外壁延伸的弧形隔片（内径为80mm±1mm，内弧表面与轴套外壁相切），圆筒转动时，片剂产生滚动或滑动（附注1-2-7）。

②检查法：片重为0.65g或以下者取若干片，使其总重约为6.5g；片重大于0.65g者取10片。用吹风机吹去片剂脱落的粉末，精密称重，置圆筒中，转动100次。取出，同法除去粉末，精密称重，减失重量不得过1%，且不得检出断裂、龟裂及粉碎的片。如减失重量超过1%时，应复测2次，3次的平均减失重量不得过1%，并不得检出断裂、龟裂及粉碎的片。

（4）崩解时限 指固体制剂在规定的介质中，以规定的方法检查全部崩解溶散或成碎粒并通过筛网所需时间的限度。凡规定检查溶出度、释放度或分散均匀性的口服片剂以及咀嚼片，不再进行崩解时限检查。

①测定装置：照《中国药典》2020年版四部通则"0921崩解时限检查法"，采用升降式崩解仪。崩解仪的主要结构为一能升降的金属支架与下端镶有筛网的吊篮，并附有挡板。升降的金属支架上下移动距离为55mm±2mm，往返频率为每分钟30~32次。

吊篮：玻璃管6根，管长77.5mm±2.5mm，内径21.5mm，壁厚2mm；透明塑料板2块，直径90mm，厚6mm，板面有6个孔，孔径26mm；不锈钢板1块（放在上面一块塑料板上），直径90mm，厚1mm，板面有6个孔，孔径22mm；不锈钢丝筛网1张（放在下面一块塑料板下），直径90mm，筛孔内径2.0mm；

附注1-2-5 在称量前后，均应仔细查对药片数，称量过程中，应避免用手直接接触供试品。已取出的药片，不得再放回供试品原包装容器内。

附注1-2-6 遇有检出超出重量差异限度的药片，应另外保存，供必要时的复核用。

附注1-2-7 由于供试品的形状或大小的影响，使片剂在圆筒中形成不规则滚动时，可调节仪器底座，使与水平面呈约10°的角，以保证试验时片剂不再聚集，能顺利下落。对易吸湿的片剂，操作时实验室的相对湿度应控制在40%以下。对于形状或大小在圆筒中形成严重不规则滚动或特殊工艺生产的片剂，不适于本法检查，可不进行脆碎度检查。

以及不锈钢轴1根（固定在上面一块塑料板与不锈钢板上），长80mm。

挡板：为一平整光滑的透明塑料块，相对密度1.18～1.20，直径20.7mm±0.15mm，厚9.5mm±0.15mm；挡板共有5个孔，孔径2mm，中央1个孔，其余4个孔距中心6mm，各孔间距相等；挡板侧边有4个等距离的V形槽，V形槽上端宽9.5mm，深2.55mm，底部开口处的宽与深度均为1.6mm。

②检查法：将吊篮通过上端的不锈钢轴悬挂于支架上，浸入1000ml烧杯中，并调节吊篮位置使其下降至低点时筛网距烧杯底部25mm，烧杯内盛有温度为（37±1）℃的水，调节水位高度使吊篮上升至高点时筛网在水面下15mm处，吊篮顶部不可浸没于溶液中。

除另有规定外，取供试品6片，分别置上述吊篮的玻璃管中，启动崩解仪进行检查，各片均应在15分钟内全部崩解。如有1片不能完全崩解，应另取6片复测，均应符合规定。

（5）溶出度　系指活性药物从片剂、胶囊剂或颗粒剂等普通制剂在规定条件下溶出的速率和程度，在缓释制剂、控释制剂、肠溶制剂及透皮贴剂等制剂中也称释放度。它是评价药物制剂质量的一个重要指标，用规定的仪器装置，在规定的温度、介质、搅拌速率等条件下，对制剂进行药物溶出速率试验，用以监测产品的生产工艺，以达到控制产品质量的目的。除另有规定外，凡检查溶出度或释放度的制剂，不再进行崩解时限的检查。

①测定装置：照《中国药典》2020年版四部通则"0931溶出度与释放度测定法"，第一法（篮法）测定。

转篮　篮体与篮轴两部分，均为不锈钢或其他惰性材料制成，其形状尺寸如图1-1所示。篮体A由方孔筛网（丝径为0.28mm±0.03mm，网孔为0.40mm±0.04mm）制成，呈圆柱形，转篮内径为20.2mm±1.0mm，上下两端都有封边。篮轴B的直径为9.75mm±0.35mm，轴的末端连一圆盘，作为转篮的盖；盖上有一通气孔（孔径为2.0mm±0.5mm）；盖边系两层，上层直径与转篮外径相同，下层直径与转篮内径相同；盖上的3个弹簧片与中心呈120°角。

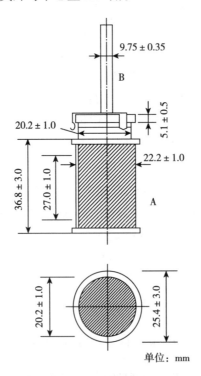

图1-1　转篮装置

溶出杯　一般由硬质玻璃或其他惰性材料制成的底部为半球形的1000ml杯状容器，内径为102mm±4mm

（圆柱部分内径最大值和内径最小值之差不得大于0.5mm），高为185mm±25mm；溶出杯配有适宜的盖子，盖上有适当的孔，中心孔为篮轴的位置，其他孔供取样或测量温度用。溶出杯置恒温水浴或其他适当的加热装置中。

篮轴与电动机相连，由速度调节装置控制电动机的转速，使篮轴的转速在各品种项下规定转速的±4%范围之内。运转时整套装置应保持平稳，均不能产生明显的晃动或振动（包括装置所处的环境）。转篮旋转时，篮轴与溶出杯的垂直轴在任一点的偏离均不得大于2mm，转篮下缘的摆动幅度不得偏离轴心1.0mm。

仪器一般配有6套以上测定装置。

②测定法：测定前，应对仪器装置进行必要的调试，使转篮底部距溶出杯的内底部25mm±2mm。以稀盐酸24ml加水至1000ml为溶出介质，分别量取溶出介质置各溶出杯内，实际量取的体积与规定体积的偏差应在±1%范围之内，待溶出介质温度恒定在37℃±0.5℃后，取供试品6片，分别投入6个干燥的转篮内，将转篮降入溶出杯中。注意避免供试品表面产生气泡，立即按每分钟100转的转速启动仪器，计时；经30分钟时取样（实际取样时间与规定时间的差异不得过±2%），吸取溶出液适量（取样位置应在转篮顶端至液面的中点，距溶出杯内壁10mm处），立即用适当的微孔滤膜滤过，自取样至滤过应在30秒内完成。取澄清滤液，用0.04%氢氧化钠溶液定量稀释成每1ml中含对乙酰氨基酚5～10μg的溶液。利用紫外-可见分光光度法，在257nm的波长处测定吸光度，按$C_8H_9NO_2$的吸收系数（$E_{1cm}^{1\%}$）为715计算每片的溶出量。

对乙酰氨基酚片30分钟的溶出度不得低于标示量（附注1-2-8）的80%。

（6）对氨基酚 照高效液相色谱法（《中国药典》2020年版四部通则0512）测定。临用新制。

供试品溶液 取本品细粉适量（约相当于对乙酰氨基酚0.2g）（附注1-2-9），精密称定，置10ml量瓶中，加溶剂适量，振摇使对乙酰氨基酚溶解，加溶剂稀释至刻度，摇匀，滤过，取续滤液。

对照品溶液 取对氨基酚对照品与对乙酰氨基酚对照品各适量，精密称定，加溶剂溶解并定量稀释制成每1ml中各约含20μg的混合溶液。

溶剂、色谱条件与系统适用性要求 见对乙酰氨基酚有关物质项下。

测定法 精密量取供试品溶液与对照品溶液，分别注入液相色谱仪，记录色谱图。

限度 供试品溶液色谱图中如有与对照品溶液中对氨基酚保留时间一致的色谱峰，按外标法以峰面积计算，含对氨基酚不得过对乙酰氨基酚标示量的0.1%。

3. 含量测定

照紫外-可见分光光度法（《中国药典》2020年版四部通则0401）测定。

供试品溶液 取本品20片，精密称定，研细，精密称取适量（约相当于对乙酰氨基酚40mg），置250ml量瓶中，加0.4%氢氧化钠溶液50ml与水50ml，振摇15分钟，用水稀释至刻度，摇匀，滤过（附注1-2-10），精密量取续滤液5ml，置100ml量瓶中，加0.4%氢氧化钠溶液10ml，用水稀释至刻度，摇匀。

附注1-2-8 标示量是指该剂型单位剂量的制剂中规定的主药含量，通常在该剂型的标签上表示出来。

附注1-2-9 根据平均片重、标示量以及约相当于对乙酰氨基酚的量（0.2g），计算细粉的理论称样量。研磨时不得有药粉溅出，细粉应充分混匀。

$$W_{细粉} = \frac{\overline{W} \times 0.2}{L}$$

式中，$W_{细粉}$（g）为应称取细粉的重量；$\overline{W}$为平均片重（g）；L为标示量（g）。

附注1-2-10 滤过的目的是为了除去难溶性的辅料。操作时，所用滤器和滤膜均应是惰性的，不能明显吸附溶液中的待测成分，亦不能含有能被溶剂提取的物质而干扰待测成分的测定。

测定法　取供试品溶液，在257nm的波长处测定吸光度，按$C_8H_9NO_2$的吸收系数（$E_{1cm}^{1\%}$）为715计算。

限度　对乙酰氨基酚片含对乙酰氨基酚应为标示量的95.0%～105.0%。

（三）对乙酰氨基酚解热镇痛药效学实验

【实验原理】

对乙酰氨基酚的解热镇痛作用与阿司匹林相当，但抗炎作用极弱。通常认为其通过抑制环氧化酶，选择性抑制下丘脑体温调节中枢前列腺素的合成，从而达到解热作用，另一方面能抑制前列腺素等的合成和释放，从而发挥镇痛作用，属于外周性镇痛药。

大鼠皮下注射20%酵母悬液可诱导发热模型，大鼠在注射后发生炎症反应，巨噬细胞释放IL-1β、IL-6等细胞因子，引起大鼠体温升高。热板法和化学刺激法是镇痛药物药效研究的主要方法。其中热板法是将小鼠置于热板，观察小鼠正常疼痛反应（舔后足或抬后足并回头）出现时间，考察药物镇痛作用；化学刺激法是小鼠腹腔注射一些化学物质如醋酸等刺激腹膜引起深部的、大面积而持久的疼痛刺激，致使小鼠产生扭体反应，观察一定时间内小鼠扭体反应次数，考察药物镇痛作用。

【实验材料】

实验1：大鼠2～3只，体重120～150g，雄性。电子体温计、鼠笼、天平、注射器、针头、烧杯。0.4%对乙酰氨基酚（用1%CMC混悬）、20%酵母悬液、CMC。

实验2：小鼠2～3只，体重18～22g，雌性。电热板、鼠笼、天平、注射器、针头、烧杯。0.4%对乙酰氨基酚（用生理盐水配置）、生理盐水。

实验3：小鼠2～3只，体重18～22g，雌性。鼠笼、天平、注射器、针头、烧杯。0.4%对乙酰氨基酚（用生理盐水配置）、0.8%醋酸溶液、生理盐水。

【实验方法】

实验1

（1）大鼠禁食不禁水6h，实验前让大鼠排空粪便。

（2）电子体温计探头上用甘油润滑，轻轻插入大鼠肛门3cm，测量大鼠体温（附注1-3-1）。每0.5h测量一次，连续测量3次。选体温变化不超过0.5℃且体温低于38℃的动物留用。共选出2只大鼠。

（3）将大鼠随机分为甲乙两组，大鼠背部皮下注射20%酵母悬液10ml/kg，每半小时测量大鼠体温。

（4）大鼠体温升高1℃后，记录大鼠体温作为给药前体温。甲鼠灌胃给药对乙酰氨基酚80mg/kg（20ml/kg），乙鼠灌胃给药CMC 20ml/kg，记录30、60、90、120min大鼠体温。

（5）结果处理

对乙酰氨基酚的解热作用

组别	体重（g）	给药量（mg/kg）	大鼠体温（℃）				
			给药前	给药后			
				30min	60min	90min	120min
甲鼠							
乙鼠							

计算不同时间大鼠体温升高度 ΔT。ΔT=给药后大鼠体温–给药前大鼠体温。

计算某一时间体温升高度均值与标准差，进行统计检验。以时间为横坐标，体温升高度为纵坐标，画出时程反应图。

附注1-3-1　测温时动作要轻，尽量避免对大鼠造成刺激。测温时每只大鼠应使用同一肛门温度计，以减少误差。

实验2（热板法）

（1）将热板温度调节至55℃±0.5℃，置雌性小鼠于热板上（附注1-3-2），测定各小鼠正常痛反应（舔后足或抬后足并回头）时间（附注1-3-3），共测2次，每次间隔5min，以平均值不超过30s为合格，共选出2只小鼠，编号。

（2）甲鼠腹腔注射对乙酰氨基酚80mg/kg（即20ml/kg）；乙鼠腹腔注射生理盐水20ml/kg。

（3）给药后30，60，120，180，240min同前分别测定痛反应时间1次。小鼠在热板上60s无痛反应，按60s计算。

（4）按下列公式计算痛率提高百分率。

痛率提高百分率=（用药后痛反应时间－用药前痛反应时间）/用药后痛反应时间×100%

（5）结果处理

对乙酰氨基酚的镇痛作用（热板法）

鼠号	体重（g）	剂量（mg/kg）	痛反应潜伏期							
			给药前			给药后				
			第1次	第2次	平均	30min	60min	120min	180min	240min
甲鼠										
乙鼠										

实验3（化学刺激法） 附注1-3-4。

（1）取小鼠2只，称重并编号。

（2）甲鼠腹腔注射对乙酰氨基酚80mg/kg（即20ml/kg）；乙鼠腹腔注射生理盐水20ml/kg。

（3）30min后，各鼠分别腹腔注射0.8%醋酸0.2ml，观察15min内各小鼠发生扭体反应的次数。

（4）结果处理

对乙酰氨基酚的镇痛作用（化学刺激法）

组别	剂量（mg/kg）	实验鼠数（只）	扭体反应鼠数（只）	扭体百分率（%）	扭体反应数（$\bar{x}\pm SD$）	扭体抑制率（%）
甲组						
乙组						

（四）对乙酰氨基酚在小鼠中的毒性代谢产物鉴定

【实验原理】

作为临床上常用的解热镇痛类药物，对乙酰氨基酚在常规治疗剂量下是安全的，但过量服用会导致肝毒性。对乙酰氨基酚主要在肝脏中代谢，如图1-2所示，在肝脏中对乙酰氨基酚主要发生葡萄糖醛酸化（约50%）或硫酸化（约30%）反应，不到5%的对乙酰氨基酚以原型排出。一小部分（5%~10%）被CYP450酶（主要是CYP2E1）转化为3-甲氧基对乙酰氨基酚和反应性毒性代谢物N-乙酰基对苯醌亚胺（N-acetyl-p-benzoquinone imine，NAPQI）。在正常情况下，NAPQI通过与内源性谷胱甘肽（GSH）结合为对乙酰氨基酚-谷胱甘肽而迅速转化为无毒代谢物。然而，如过量服用对

附注1-3-2 热板法不能使用雄性小鼠，因雄性小鼠受热后阴囊下坠，阴囊皮肤对痛敏感。

附注1-3-3 热板法测定药物镇痛作用时，一旦小鼠表现出典型的疼痛反应即应移离热板，60s无痛反应也立即移离热板，避免灼伤小鼠。

附注1-3-4 化学刺激法测定镇痛作用时，温度应恒定于20℃，温度过低时小鼠扭体次数减少。小鼠体重过轻，扭体次数亦低。

乙酰氨基酚、长期饮酒、长期禁食和肝脏功能受损等情况下，谷胱甘肽不足以结合NAPQI，过量的NAPQI会对组织器官（尤其是肝组织）造成毒性。

本实验是通过比较小鼠灌胃给予正常剂量和过量剂量的对乙酰氨基酚后，测定血浆中对乙酰氨基酚毒性代谢产物NAPQI的生成，验证对乙酰氨基酚的致毒机制。

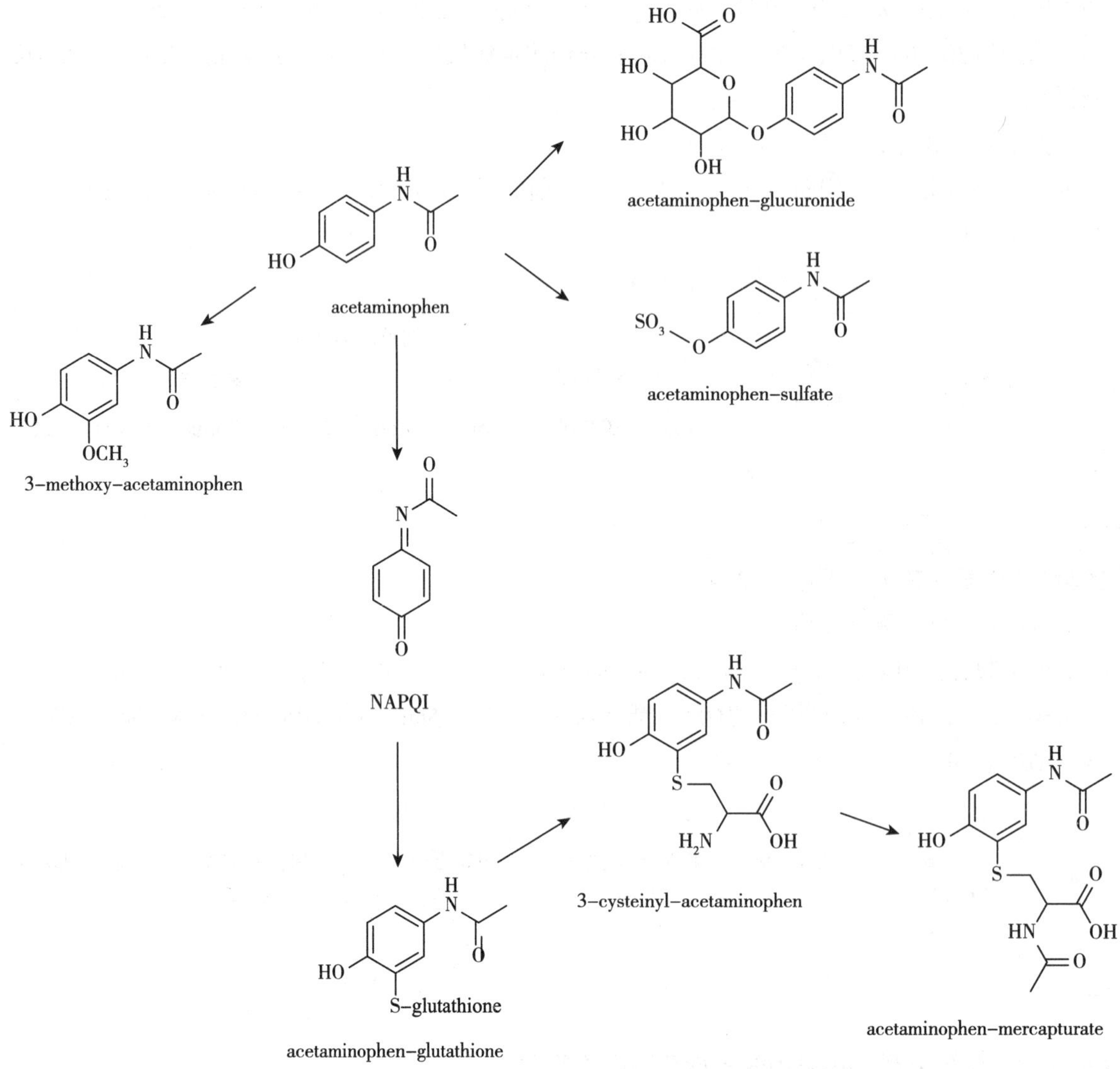

图1-2　对乙酰氨基酚在肝脏中的代谢转化

【实验材料】

1.**动物**　雄性小鼠8只，体重18~25g。

2.**试剂**　对乙酰氨基酚、NAPQI、苯海拉明、0.5%甲基纤维素、0.1%肝素、超纯水、色谱甲醇、甲酸。

3.**仪器**　U（H）PLC-MS/MS高效液相串联三重四级杆质谱仪、十万分之一电子天平、高速冷冻离心机、1.5ml EP管、可调量程移液器、小鼠笼具、小鼠灌胃针、容量瓶、烧杯等。

【实验方法】

1.动物实验

（1）8只小鼠随机分成2组，每组4只，禁食过夜后分别按体重灌胃给药25mg/kg和250mg/kg对乙酰氨基酚（药物用0.5%CMC混悬）。

（2）在给药后30min处死小鼠，取全血1ml至肝素化的1.5ml EP管中，3000g（4℃）离心10min，取上清得血浆样品。

2.样品处理

100μl小鼠血浆样品加入10μl内标，涡旋混匀1min后再加入300μl甲醇，振荡混匀10min后，15000g离心10min。取上清液200μl，18000g再次离心10min，取上清液进样。

3.标准曲线的制备

精密称取NAPQI 10mg于10ml容量瓶中加入甲醇定容至刻度，制得1.0mg/ml NAPQI储备液，−20℃避光保存。分别取不同体积1.0mg/ml储备液，加入相应体积甲醇稀释至0.5、1、2、5、10、25、50μg/ml的标准工作液。精密称取内标对照品苯海拉明10ml容量瓶中，加入甲醇定容至刻度，制得1.0mg/ml内标储备液，再稀释制备成浓度为10μg/ml内标工作液（附注1-4-1）。

血浆标准曲线的制备：取上述不同浓度的NAPQI标准工作液10μl于1.5ml EP管中，氮气吹干后加入100μl空白小鼠血浆，涡旋混匀1min后再加入10μl内标，涡旋混匀1min后再加入300μl甲醇，振荡混匀10min后，15000g离心10min。取上清液200μl，18000g再次离心10min，取上清进样。

4.色谱和质谱条件（附注1-4-2）

色谱条件 色谱柱：CAPCELL PAK MG Ⅱ C18色谱柱（5μm，2.0mm×50mm，Shiseido）。流动相为超纯水（A相）：含0.1%甲酸的甲醇溶液（B相）采取梯度洗脱（表1-2）；流动相流速：0.3ml/min；进样量：5μl；柱温：40℃。

表1-2 流动相梯度

时间（min）	流动相比例
0~0.5	10%B
0.5~2.0	98%B
2.0~3.5	10%B

质谱条件 质谱仪采用ESI离子源，正离子模式，（M+H）$^+$。NAPQI和苯海拉明母离子和子离子的质荷比见表1-3。质谱仪的参数设置如下：雾化器，8psi；气帘，8psi；碰撞气体，8psi；离子喷雾电压，5200eV；离子源温度，500℃；NAPQI、苯海拉明的去簇电位分别为30、62V；NAPQI、苯海拉明的碰撞能量分别为10、15V。

表1-3 NAPQI和内标苯海拉明的母离子和子离子

化合物	母离子（m/z）	用于定量的子离子（m/z）
NAPQI	150.3	108.1
苯海拉明	256.5	167.2

5.血浆中NAPQI浓度的测定

血浆样本经上述处理后，按以上色谱和质谱条件检测血浆样本中NAPQI浓度。

6.结果分析

根据测定不同给药剂量组小鼠血浆中的NAPQI的浓度，分析对乙酰氨基酚的毒性代谢产物和致毒机制。

附注1-4-1 在配置含药血浆标准曲线时，从低浓度到高浓度进行配置。

附注1-4-2 在进行测定时，需要对测定方法进行部分考察和验证，包括待测物和内标的母离子与子离子的质荷比，出峰时间，方法的特异性和灵敏度等是否符合要求，具体可参考《中国药典》2020年版四部通则"9012 生物样品定量分析方法验证指导原则"。

◆ 四、思考题

1. 对乙酰氨基酚合成过程中，可以采用哪些酰化试剂？常见的杂质有哪些？

2. 请结合对乙酰氨基酚的理化性质，分析有关物质检查时为何要求供试品溶液临用新制。

3. 通过分析对乙酰氨基酚的理化性质，简述对其含量测定的依据。

4. 紫外–可见分光光度法的含量测定方法有哪些？

5. 对易氧化等不稳定药物进行片剂处方设计时应该考虑哪些问题？

6. 对乙酰氨基酚在压片过程中可能出现哪些质量问题？如何解决？

7. 简述判断热板法和化学刺激法小鼠出现典型痛反应的方法。

8. 对乙酰氨基酚在何种使用情况下会出现较严重的肝毒性？其致毒机制是什么？

9. 生物样品中药物浓度测定的方法学验证包括哪些内容？

◆ 五、参考文献

［1］尤启冬. 药物化学［M］. 4版. 北京：化学工业出版社，2021.

［2］李雯，刘宏民. 药物化学实验［M］. 北京：化学工业出版社，2019.

［3］邹芳，张志华，王布. 对乙酰氨基酚片剂的制备工艺及评价［J］. 当代化工，2020，（7）：4.

［4］周建平，蒋曙光. 药剂学实验与指导［M］. 北京：中国医药科技出版社，2020.

［5］Jaeschke H，Adelusi OB，Akakpo JY，et al. Recommendations for the use of the acetaminophen hepatotoxicity model for mechanistic studies and how to avoid common pitfalls［J］. Acta Pharm Sin B，2021，11（12）：3740–3755.

［6］李海志，徐旖旎，赵玲璐，等. 复方对乙酰氨基酚金银花胶囊的抗炎镇痛解热作用［J］. 贵州医科大学学报，2017，42（05）：523–527.

［7］Barabadi H，Mobaraki K，Ashouri F，et al. Nanobiotechnological approaches in antinociceptive therapy：Animal–based evidence for analgesic nanotherapeutics of bioengineered silver and gold nanomaterials［J］. Adv Colloid Interface Sci，2023，316：102917.

［8］Fisher ES，Curry SC. Evaluation and treatment of acetaminophen toxicity［J］. Adv Pharmacol，2019，85：263–272.

［9］Zhang X，Li R，Hu W，et al. A reliable LC–MS/MS method for the quantification of *N*–acetyl–p–benzoquinoneimine，acetaminophen glutathione and acetaminophen glucuronide in mouse plasma，liver and kidney：Method validation and application to a pharmacokinetic study［J］. Biomed Chromatogr，2018，32（11）：e4331.

实验二　甲磺酸伊马替尼及其胶囊剂

◆ 一、实验目的

1.掌握甲磺酸伊马替尼的工业化合成方法，以及甲磺酸伊马替尼中的特殊杂质来源、种类及其对应的检查方法。

2.熟悉甲磺酸伊马替尼的常用剂型，掌握胶囊剂的处方工艺及制备流程。

3.熟悉甲磺酸伊马替尼原料药和制剂的质量控制要求。

4.掌握甲磺酸伊马替尼的抗肿瘤活性评价方法。

5.熟悉甲磺酸伊马替尼体内代谢受酮康唑的影响及机制。

6.了解创新药物药代动力学评价中药物相互作用研究的方法和原理。

◆ 二、药物简介

药物名称（中文）：甲磺酸伊马替尼

药物名称（英文）：imatinib mesylate

化学结构式：

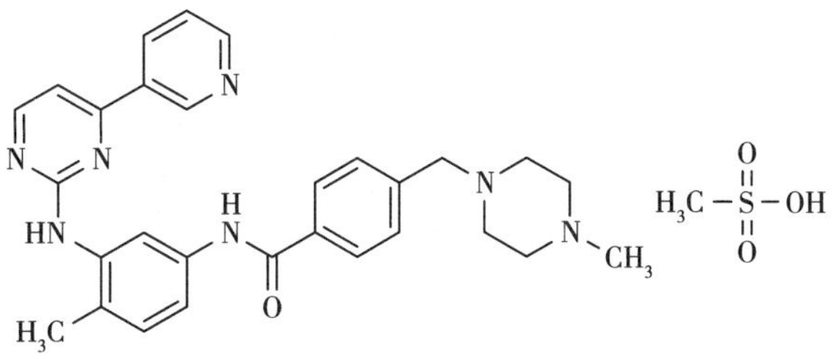

化学名（中文）：4-[（4-甲基哌嗪-1-基）甲基]-N-（4-甲基-3-{[4-（吡啶-3-基）嘧啶-2-基]氨基}苯基）苯甲酰胺甲磺酸盐；

化学名（英文）：4-[（4-Methylpiperazin-1-yl）methyl]-N-（4-methyl-3-{[4-（pyridin-3-yl）pyrimidin-2-yl]amino}phenyl）benzamide methanesulfonate

原料药为白色至灰白色至棕褐色或微黄色结晶粉末，熔点226℃（α型）；217℃（β型）；溶于酸性缓冲液（pH ≤ 5.5），但极微溶于中性至碱性水性缓冲液；易溶于至极易溶于二甲亚砜、甲醇和乙醇；不溶于正辛醇、丙酮和乙腈。临床用途：治疗费城染色体阳性的慢性粒细胞白血病和恶性胃肠道间质肿瘤。常用剂型有：片剂、胶囊剂等。

◆ 三、实验内容

（一）原料药的化学合成及质量控制

【实验原理】

甲磺酸伊马替尼的制备方法很多，按不同原料及路线划分不下十几种。常用的路线以2-氨基-4-硝基甲苯（Ⅰ）为原料，经与氨基腈反应得到2-甲基-5-硝基苯基硝酸胍（Ⅱ），再与3-二甲氨基-1-（吡啶-3-基）-2-丙烯-1-酮在碱性条件下环合得到N-（2-甲基-5-硝基苯基）-4-（吡啶-3-基）嘧啶-2-胺（Ⅲ），再将硝基还原得到N-（2-甲基-5-氨基苯基）-4-（吡啶-3-基）嘧啶-2-胺（Ⅳ），化合物Ⅳ与4-（4-甲基哌嗪-1-基）苯甲酸缩合后，再与甲磺酸成盐得到甲磺酸伊马替尼。

本实验以 N-(2-甲基-5-硝基苯基)-4-(吡啶-3-基)嘧啶-2-胺（Ⅲ）为起始原料，经三步反应制得目标产物。合成路线如下：

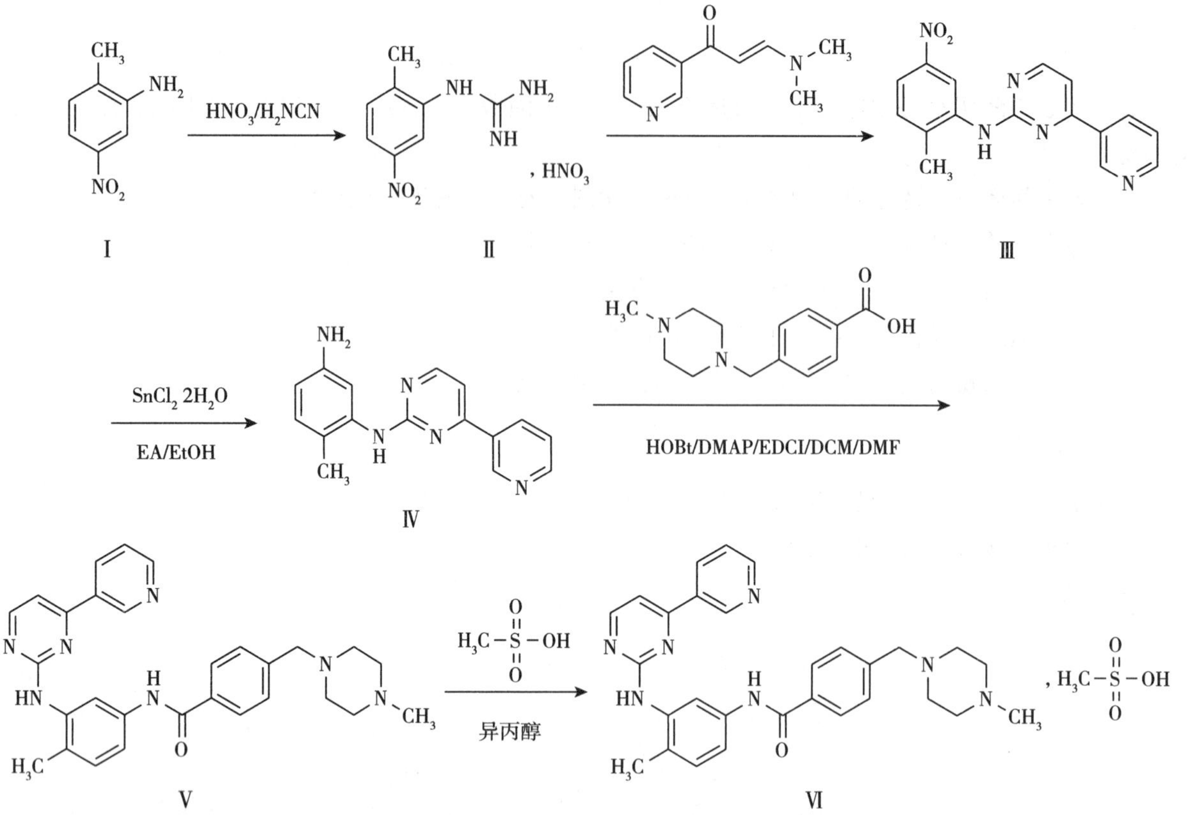

【仪器与试剂】

1.仪器 四颈瓶（250ml）、球形冷凝管、温度计、真空塞、分液漏斗、布氏漏斗、抽滤瓶、茄形瓶、锥形瓶、胶头滴管、烧杯、玻璃棒、恒压滴液漏斗、旋转蒸发器、水浴锅、红外分光光度仪、高效液相色谱仪、液质联用仪、pH计、分析天平、移液管、量筒、量瓶。

2.试剂 N-(2-甲基-5-硝基苯基)-4-(吡啶-3-基)嘧啶-2-胺、二水氯化亚锡、乙酸乙酯、乙醇、2mol/L NaOH溶液、4-[(4-甲基哌嗪-1-基)甲基]苯甲酸二盐酸盐、1-羟基苯并三氮唑（HOBt）、4-二甲氨基吡啶（DMAP）、1-乙基-(3-二甲基氨基丙基)碳酰二亚胺盐酸盐（EDCI）、二氯甲烷（DCM）、三乙胺（TEA）、DMF、乙腈、甲酸、甲酸铵、辛烷磺酸钠、伊马替尼系统适用性对照品、杂质A对照品、杂质H对照品、杂质F对照品。

【实验方法】

1.化学合成

（1）N-(2-甲基-5-氨基苯基)-4-(吡啶-3-基)嘧啶-2-胺的制备

①原料规格及配比

原料名称	规格	用量	摩尔数	摩尔比
N-(2-甲基-5-硝基苯基)-4-(吡啶-3-基)嘧啶-2-胺	CP	2.0g	0.0065	1
二水氯化亚锡	CP	7.3g	0.0325	5
乙酸乙酯	CP	50ml		
乙醇	CP	5ml		
2mol/L NaOH溶液	CP	50ml		

②实验操作：在装有搅拌、球形冷凝管的250ml四颈瓶（附注2-1-1）中依次加入N-(2-甲基-5-硝基苯基)-4-(吡啶-3-基)嘧啶-2-胺2.0g、溶有二水氯化亚锡7.3g的乙酸乙酯和乙醇的混合溶液（10∶1，v/v）55ml，迅速搅拌并加热至回流。回流2小时后，放冷至室温，用2mol/L NaOH调节溶液pH至9~10（约50ml）。抽滤反应液，滤饼用乙酸乙酯洗涤（20ml×3）（附注2-1-2）。收集滤液，分离得到有机相，有机相依次用水（50ml）、饱和氯化钠溶液（50ml）洗涤，无水硫酸钠干燥，蒸去乙酸乙酯，得黄色固体1.6g，熔点140~143℃。

（2）伊马替尼的制备

①原料规格及配比

原料名称	规格	用量	摩尔数	摩尔比
N-(2-甲基-5-氨基苯基)-4-(吡啶-3-基)嘧啶-2-胺	自制	1.66g	0.006	1
4-[(4-甲基哌嗪-1-基)甲基]苯甲酸二盐酸盐	CP	2.3g	0.0075	1.25
1-羟基苯并三氮唑（HOBt）	CP	1.14g	0.0075	1.25
4-二甲氨基吡啶（DMAP）	CP	0.09g	0.0007	0.125
1-乙基-(3-二甲基氨基丙基)碳酰二亚胺盐酸盐（EDCI）	CP	1.43g	0.0075	1.25
二氯甲烷（DCM）	CP	60ml		
三乙胺（TEA）		2.5ml		
DMF		21ml		

②实验操作：在装有搅拌器、温度计、回流冷凝管和恒压滴液漏斗的四颈瓶中依次加入N-（2-甲基-5-氨基苯基)-4-(吡啶-3-基）嘧啶-2-胺1.66g，4-[(4-甲基哌嗪-1-基)甲基]苯甲酸二盐酸盐2.3g、HOBt 1.14g、DMAP 0.09g、DMF 21ml和TEA 2.5ml。将反应液加热到60℃。将EDCI 1.43g溶于二氯甲烷20ml中，并通过恒压滴液漏斗在30min内缓慢滴加到反应液中。60℃反应2h后，室温搅拌1h。补加二氯甲烷40ml和水20ml，滴加氢氧化钠溶液4ml（2mol/L）。分离有机相后，依次用水（20ml×2）、饱和氯化钠溶液（20ml×2）洗涤（附注2-1-3），无水硫酸钠干燥，蒸除溶剂，得淡棕色粗品。粗品中加入异丙醇20ml，50℃充分搅拌10min，抽滤、异丙醇洗涤两次，得到类白色至淡棕色固体。

（3）甲磺酸伊马替尼的制备

①原料规格及配比

原料名称	规格	用量	摩尔数	摩尔比
伊马替尼	自制	2.0g	0.004	1
甲磺酸	CP	0.38g	0.004	1
异丙醇	CP			

②实验操作：将伊马替尼2.0g悬浮于异丙醇30ml中，加热到70℃，搅拌10min，将甲磺酸0.38g溶解在异丙醇10ml中，并滴加到伊马替尼的异丙醇混悬液中，15~20min滴完，滴加完后回流30min，蒸出部分溶剂，剩余物在室温下搅拌结晶（附注2-1-4），抽滤、滤饼用少量异丙醇洗涤，干燥后得白色或类白色粉末，mp. 224.0~226.9℃。

附注2-1-1　本反应为无水反应，所有仪器应干燥。

附注2-1-2　二水氯化亚锡为重金属盐，对环境有污染，试验后不可随意丢弃。

附注2-1-3　萃取时，有机相用水萃取2~3次，尽可能地除去与二氯甲烷互溶的DMF。

附注2-1-4　甲磺酸伊马替尼具有多晶型现象，其中α和β两种晶型主要用于临床治疗，α晶型为针状结晶，具有吸湿性、流动性差以及热稳定性差的特点。β晶型在140℃以下表现出良好的热稳定性，同时不易吸潮，且流动性较好。本实验得到α晶型。

2.结构表征

（1）^{1}H NMR谱图（DMSO-d_6）

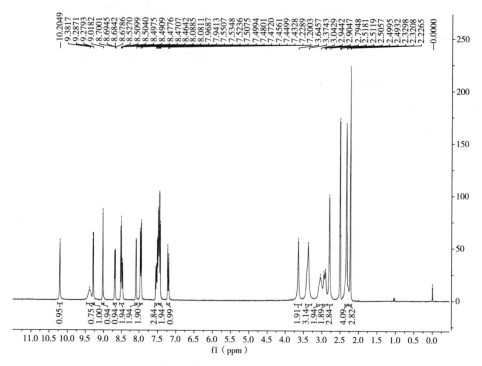

^{1}H NMR（300 MHz，DMSO-d_6）δ（ppm）：10.20（s，1H），9.38（s，1H），9.28（d，J = 2.3Hz，1H），9.02（s，1H），8.69（dd，J = 4.8，1.7Hz，1H），8.55～8.45（m，2H），8.08（d，J = 2.2Hz，1H），7.96（d，J = 8.2Hz，2H），7.57～7.49（m，2H），7.48～7.40（m，3H），7.21（d，J = 8.6Hz，1H），3.65（s，2H），3.04（s，2H），2.92（d，J = 11.9Hz，2H），2.79（s，3H），2.33（d，J = 2.7Hz，4H），2.23（s，3H）。

（2）^{13}C NMR谱图（DMSO-d_6）

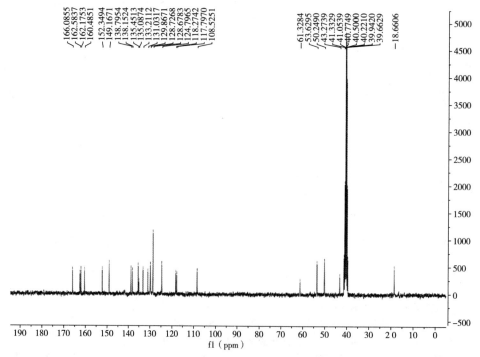

^{13}C NMR（75 MHz，DMSO-d_6）δ（ppm）：166.09，162.58，162.18，160.49，152.35，149.17，138.80，

138.15, 135.45, 135.09, 133.21, 131.03, 129.87, 128.73, 128.68, 124.80, 118.27, 117.80, 108.53, 61.33, 53.63, 50.25, 43.27, 18.66。

（3）质谱图（ESI+）

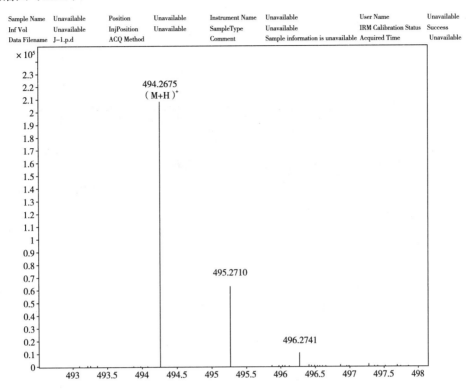

HRMS（ESI-TOF）*m/z* calc'd for $C_{29}H_{31}N_7O$［M+H］$^+$ 494.2663, found 494.2675。

（4）红外吸收光谱图

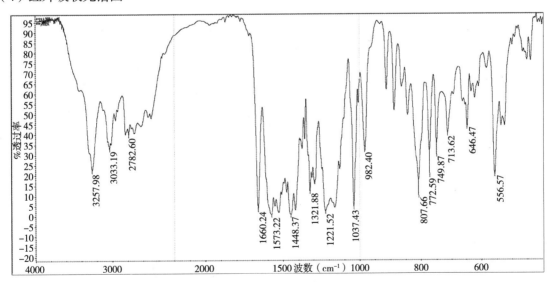

IR（cm^{-1}, KBr film）：3257.98, 3033.19, 2782.60, 1660.24, 1573.22, 1448.37, 1321.88, 1221.52, 1037.43, 982.40, 807.66, 772.59, 749.87, 713.62, 646.47, 556.57。

本品的红外光吸收图谱应与对照品的图谱一致。如果固体样品的图谱不一致，则需将供试品与对照品分别溶于无水乙醇，蒸干，残渣的红外光吸收图谱应一致（附注2-1-5）。

附注 2-1-5　甲磺酸伊马替尼是多晶型药物，将供试品与对照品分别溶于无水乙醇，挥干后重新平行测定红外光吸收图谱，可以排除晶型对 IR 图谱的影响。

（5）高效液相图

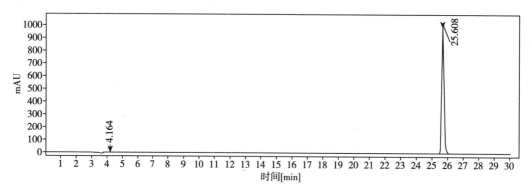

保留时间［min］	类型	峰宽［min］	峰面积	峰高	峰面积%
4.164	MB m	0.66	20.29	1.19	0.20
25.608	BV	1.15	10056.18	992.43	99.80

HPLC t_R = 25.608min，99.80%。

3.检查

有关物质包括合成起始原料、中间体、副产物以及降解产物。《欧洲药典》（10.7）收载了甲磺酸伊马替尼的代表性特殊杂质（图2-1）。

图2-1　欧洲药典规定的伊马替尼有关物质

（1）有关物质检查　照高效液相色谱法（《中国药典》2020年版四部通则0512）测定。

溶剂　乙腈–水（30∶70）。

供试品溶液　取本品25.0mg，加溶剂溶解并定量稀释至50.0ml。

对照品溶液（a）　取供试品溶液1.0ml，用溶剂稀释至100.0ml，精密量取1.0ml，用溶剂稀释至10.0ml。

对照品溶液（b）　取伊马替尼系统适用性对照品（含杂质A，B，C，D，J）1mg，加溶剂溶解并稀释至2ml。

色谱条件　用端基封尾十八烷基硅烷键合硅胶为填充剂（250mm×4.6mm，5μm）；柱温35℃；以（取辛烷磺酸钠一水合物2.3g，加700ml水溶解，再加入300ml乙腈和1.2ml稀磷酸）为流动相A，以（取辛烷磺酸钠一水合物2.3g，加100ml水溶解，再加入900ml乙腈和1.2ml稀磷酸）为流动相B，按下表进行线性梯度洗脱；流速为2.3ml/min；检测波长为267nm；进样体积为10μl。

时间（min）	流动相A（%）	流动相B（%）
0	98	2
16	98	2
30	50	50

杂质识别　以伊马替尼峰（保留时间约11min）为对照，杂质A、B、J、C和D峰的相对保留分别约为0.2、0.6、0.9、1.2和2.3。

系统适用性要求　对照溶液（b）色谱图中，伊马替尼峰与杂质C峰之间的分离度应不小于3.0，杂质J的峰高与杂质J峰和主成分峰之间的峰谷比应不小于1.3。对照溶液（a）色谱图中，主成分色谱峰的信噪比应不小于45。

测定法　精密量取供试品溶液与对照溶液（a），分别注入液相色谱仪，记录色谱图。

限度　供试品溶液色谱图中如有杂质峰，杂质峰面积（杂质A和杂质B分别乘以校正因子2.2、2.0）与对照溶液（a）主峰面积比较，均应不得过如下的限度值。

杂质	限度（%）
A	0.15
B	0.15
C	0.3
D	0.2
其他单个非特定杂质	0.10
杂质总量	0.8
报告限	0.05

（2）杂质H的检查　杂质H为工艺杂质，具有安全性风险，《欧洲药典》（10.7）规定杂质H的限度为0.02%。受检测灵敏度的限制，杂质H不能在"有关物质"项下同时检查，需要提高供试品溶液的浓度并改变检测波长，单独对杂质H进行检查。

溶剂　乙腈–水（30∶70）。

供试品溶液　取本品75.0mg，加溶剂溶解并定量稀释至5.0ml。

对照品溶液（a）　取杂质A对照品一支，加溶剂1.0ml溶解。

对照品溶液（b） 取伊马替尼杂质H对照品60.0mg，加溶剂溶解并定量稀释至20.0ml，精密量取1.0ml，用溶剂稀释至100.0ml。

对照品溶液（c） 取对照品溶液（b）5.0ml，用溶剂稀释至50.0ml。

对照品溶液（d） 取本品0.150g，加溶剂适量使溶解，加入对照溶品液（a）和对照品溶液（b）各1.0ml，用溶剂稀释至10.0ml。

色谱条件 照有关物质检查项下色谱条件，使用如下线性梯度程序，在227nm波长处进行检测。

时间（min）	流动相A（%）	流动相B（%）
0	98	2
6	98	2
8	20	80
10	20	80

杂质识别 以伊马替尼峰（保留时间约为8min）为对照，杂质A峰和H峰的相对保留分别约为0.17和0.2。

系统适用性要求 杂质A峰与杂质H峰之间的分离度应不小于1.5。

测定法 精密量取供试品溶液与对照溶液（c），分别注入液相色谱仪，记录色谱图。供试品溶液色谱图中如有与杂质H保留时间一致的色谱峰，按外标法以峰面积计算。

限度 杂质H的含量不得过0.02%。

（3）杂质F的检查 杂质F是合成甲磺酸伊马替尼的中间体，也是潜在的降解产物，化学结构中的苯胺基团是遗传毒性警示结构。为了保证用药安全，需要对其进行严格控制。《欧洲药典》（10.7）设置了更低的限度要求（20 ppm），因此采用灵敏度更高的液-质联用法进行准确专属的检查。

溶剂 乙腈-水（30∶70）。

供试品溶液 取本品50.0mg，加溶剂溶解并定量稀释至100.0ml。

对照品溶液 取杂质F对照品2.0mg，加溶剂溶解并定量稀释至100.0ml，精密量取1.0ml，用溶剂稀释至200.0ml，精密量取1.0ml，用溶剂稀释至10.0ml。

色谱条件 用端基封尾十八烷基硅烷键合无定形有机硅聚合物为填充剂（150mm×3.0mm，3.5μm）；柱温40℃；以无水甲酸调节pH至3.4～3.5的1.26g/L甲酸铵溶液为流动相A，0.05%无水甲酸的乙腈溶液为流动相B，按下表进行线性梯度洗脱；流速0.5ml/min；进样体积10μl。

时间（min）	流动相A（%）	流动相B（%）
0	80	20
6	80	20
10	20	80
15	20	80

注：3.5~6min，洗脱液进入质谱。其余时间切换为废液。

质谱条件 照系统适用性要求设置仪器参数。典型参数如下：电喷雾正离子化；雾化气温度350℃；干燥气流速12L/min；雾化气压力414kPa；喷雾电压3kV；SIM检测m/z为278.2。

系统适用性要求 对照品溶液色谱图中主成分峰的信噪比不得低于20；对照品溶液连续6次进样测定，主峰面积的相对标准偏差不得大于10%。

测定法 精密量取供试品溶液与对照品溶液，分别注入液相色谱仪，记录色谱图。供试品溶液色谱图中如有杂质F，按外标法以峰面积计算。

限度　不得过20ppm。

4.含量测定

色谱条件　见有关物质项下。

溶剂　乙腈－水（30：70，*V/V*）。

供试品溶液　取本品25.0mg，加溶剂溶解并稀释至50.0ml。

对照品溶液　取甲磺酸伊马替尼对照品约25.0mg，加溶剂溶解并稀释至50.0ml。

测定法　精密量取供试品溶液与对照品溶液各10μl，分别注入液相色谱仪，记录色谱图，按外标法以峰面积计算含量。按无水物计算，含$C_{30}H_{35}N_7SO_4$应为98.0%~102.0%。

（二）甲磺酸伊马替尼胶囊（100mg规格）的制备与质量检查

【实验材料】

处方（100粒用量）

成分	加入量	处方分析
甲磺酸伊马替尼（以伊马替尼计）	10g	主药
微晶纤维素	5.4g	填充剂
交联聚维酮	1.5g	崩解剂
二氧化硅	0.2g	润滑剂
硬脂酸镁	0.05g	润滑剂
95%乙醇	适量	润湿剂

【工艺流程】

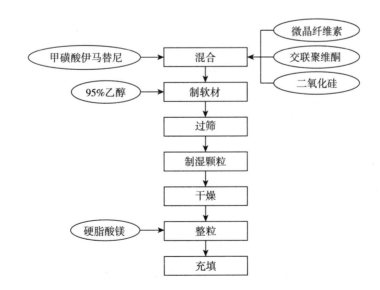

【实验方法】

1.制备工艺

按照处方量称取甲磺酸伊马替尼、微晶纤维素、二氧化硅和交联聚维酮，混合均匀（附注2-2-1），加入95%乙醇适量，制成软材，使之手握成团，触之即散，过20目筛网制粒，将湿颗粒在

附注2-2-1　混合药品与辅料时，采用等量递增稀释法至全部均匀。

60℃烘箱中干燥，过20目筛网整粒，加入硬脂酸镁混合均匀。将颗粒用手工胶囊填充板充填于0号硬胶囊（附注2-2-2），制100粒，每粒含甲磺酸伊马替尼（以伊马替尼计）100mg。

2.质量检查

（1）外观要求　胶囊剂应整洁，不得有黏结、变形、渗透或囊壳破裂等现象，并应无异臭。内容物为白色至类白色粉末。

（2）装量差异　取供试品20粒，分别精密称定重量，倾出内容物（不得损失囊壳），硬胶囊囊壳用小刷或其他适宜的用具拭净，分别精密称定囊壳重量，求出每粒内容物的装量与平均装量。每粒装量与平均装量相比较（有标示装量的胶囊剂，每粒装量应与标示装量比较），超出装量差异限度的不得多于2粒，并不得有1粒超出限度1倍（表2-1）。

表2-1　硬胶囊装量差异限度要求

平均装量或标示装重	重量差异限度
0.30g以下	±10%
0.30g及0.30g以上	±7.5%

（3）溶出度

① 测定装置：照《中国药典》四部通则"0931溶出度与释放度测定法"，第一法（篮法）测定。

转篮　分篮体与篮轴两部分，均为不锈钢或其他惰性材料制成。篮体A由方孔筛网（丝径为0.28mm±0.03mm，网孔为0.40mm±0.04mm）制成，呈圆柱形，转篮内径为20.2mm±1.0mm，上下两端都有封边。篮轴B的直径为9.75mm±0.35mm，轴的末端连一圆盘，作为转篮的盖；盖上有一通气孔（孔径为2.0mm±0.5mm）；盖边系两层，上层直径与转篮外径相同，下层直径与转篮内径相同；盖上的3个弹簧片与中心呈120°角。

溶出杯　一般由硬质玻璃或其他惰性材料制成的底部为半球形的1000ml杯状容器，内径为102mm±4mm（圆柱部分内径最大值和内径最小值之差不得大于0.5mm），高为185mm±25mm；溶出杯配有适宜的盖子，盖上有适当的孔，中心孔为篮轴的位置，其他孔供取样或测量温度用。溶出杯置恒温水浴或其他适当的加热装置中。

篮轴与电动机相连，由速度调节装置控制电动机的转速，使篮轴的转速控制在各品种项下规定转速的±4%范围之内。运转时整套装置应保持平稳，均不能产生明显的晃动或振动（包括装置所处的环境）。转篮旋转时，篮轴与溶出杯的垂直轴在任一点的偏离均不得大于2mm，转篮下缘的摆动幅度不得偏离轴心1.0mm。

仪器一般配有6套以上测定装置。

② 测定法：测定前，应对仪器装置进行必要的调试，使转篮底部距溶出杯的内底部25mm±2mm。以1000ml的0.1mol/L的盐酸溶液为溶出介质，分别量取溶出介质置各溶出杯内，实际量取的体积与规定体积的偏差应在±1%范围之内，待溶出介质温度恒定在37℃±0.5℃后，取供试品6粒，分别投入6个干燥的转篮内，将转篮降入溶出杯中。注意避免供试品表面产生气泡，立即按50转/分的转速启动仪器，计时；经15min时，取溶液10ml，滤过，精密量取续滤液5ml置50ml量瓶中，用溶出介质稀释至刻度，摇匀，作为供试品溶液。另取甲磺酸伊马替尼对照品适量，加0.1mol/L的盐酸溶液溶解稀释

附注2-2-2　胶囊板采用有机玻璃制成，板分上、下两层，上层有数百孔洞。先将囊身插入胶囊板孔洞中，调节上、下层距离，使胶囊口与板面相平。将颗粒铺于板面，轻轻振动胶囊板，使颗粒填充均匀。填满每个胶囊后，将板面多余颗粒扫除，顶起囊身，套合囊帽，取出胶囊，即得。填充过程中所施加压力应均匀，还应随时称重，以使每粒胶囊的装量准确。胶囊填充时台面保持干净整洁，胶囊板与胶囊壳不得沾水。使用手工胶囊填充板时，填充好的胶囊用洁净的纱布包起，轻轻搓滚，使胶囊光亮。

成约12μg/ml的对照品溶液。照紫外–可见分光光度法，在264nm的波长处分别测定供试品溶液及对照品溶液吸光度，计算溶出度。

甲磺酸伊马替尼胶囊15分钟的溶出度不得低于标示量的80%。

（4）含量测定 照高效液相色谱法（《中国药典》2020年版四部通则0512）测定。

色谱条件 以十八烷基硅烷键合硅胶为填充剂（Waters symmetry，150mm×3.9mm，5μm或效能相当的色谱柱），以辛烷磺酸钠溶液（取辛烷磺酸钠7.5g，加水800ml使溶解，用10%磷酸溶液调pH为2.5，加水稀释至1000ml）–甲醇（42∶58）为流动相A，以辛烷磺酸钠溶液–甲醇（4∶96）为流动相B，按下表进行线性梯度洗脱；流速为1.2ml/min；检测波长为267nm。

时间（min）	流动相A（%）	流动相B（%）
0	100	0
15	100	0
25	30	70
25.1	100	0
30	100	0

溶剂 0.1mol/L盐酸溶液（9→1000）–甲醇（4∶6）。

供试品溶液 取本品20粒内容物，精密称定，计算平均装量，混匀，精密称取适量（约相当于伊马替尼25mg）于50ml量瓶中，加溶剂40ml，超声溶解30分钟，放冷，用溶剂稀释至刻度，摇匀，取溶液适量，超速离心，取上清液，即得。

对照品溶液 精密称取甲磺酸伊马替尼对照品适量，加溶剂溶解并稀释制成每1ml中约含伊马替尼0.5mg的溶液。

测定法 精密量取供试品溶液与对照品溶液各10μl，分别注入液相色谱仪，记录色谱图，按外标法以峰面积计算供试品中甲磺酸伊马替尼（$C_{30}H_{35}N_7SO_4$）的含量，按伊马替尼（$C_{29}H_{31}N_7O$）计应为标示量的95.0%~105.0%。

（三）甲磺酸伊马替尼抗肿瘤药效学实验

【实验原理】

伊马替尼可选择性抑制Bcr–Abl酪氨酸激酶，抑制Bcr–Abl阳性细胞系和Ph1阳性的慢性髓细胞白血病的白血病细胞增殖并诱导其凋亡，从而发挥抗肿瘤作用。

【实验材料】

实验1

K562细胞株（人慢性髓原白血病细胞）。

恒温培养箱、96孔板、移液枪、显微镜、平板摇床、酶联免疫检测仪。

DMSO、1%甲磺酸伊马替尼溶液（用前稀释）、0.25（wt）%胰蛋白酶、10%胎牛血清培养液、0.5%MTT溶液。

实验2

BAL b/c nude小鼠20只，体重18~22g，雌性。

K562细胞株（人慢性髓原白血病细胞）。

解剖剪、眼科弯镊、培养皿、灌胃针头、注射器、烧杯、棉球、小天平。

1%甲磺酸伊马替尼溶液（用前稀释）、灭菌生理盐水、碘酒、70%乙醇溶液。

【实验方法】

实验1

（1）取处于对数生长期的状态良好的K562细胞一瓶，加入0.25%（wt）胰蛋白酶消化，使贴壁细胞脱落后显微镜下计数，制成（2～4）×10^4个细胞/ml的细胞悬液。

（2）将细胞悬液接种于96孔板上，180μl/孔，设置伊马替尼组，阴性对照组。置于恒温CO_2培养箱中培养24h。

（3）加入伊马替尼溶液换液，20μl/孔，使伊马替尼终浓度为0.75μmol/L，再加入含体积分数为10%的胎牛血清培养液80μl，置于恒温CO_2培养箱中培养48h（附注2-3-1）。

（4）将MTT加入96孔板中，20μl/孔，培养箱中反应4h。吸去上清液，加入DMSO，150μl/孔，平板摇床上振摇五分钟。

（5）用酶联免疫检测仪在波长为570nm处测定每孔的光密度值（OD值），并计算对细胞增殖的抑制率。

（6）结果处理：以相应溶媒做阴性对照，由以下公式：

$$抑制率=[（阴性对照组OD值-伊马替尼组OD值）/阴性对照组OD值]×100\%$$

实验2

（1）细胞悬液配置　取对数生长期的K562细胞株用PBS稀释成$5×10^7$的单细胞悬液。

（2）接种裸鼠　接种时左手抓住裸鼠的头背部，用碘酒、75%乙醇消毒裸鼠右前肢腋下部位皮肤后（附注2-3-2），右手持已吸收K562细胞悬液的注射器，刺入腋下皮下组织（刺入后可轻轻摆动针头验证是否在皮下部位），注入悬液0.2ml。

（3）实验动物选择　当裸鼠瘤的体积长至约$1cm^3$大小时，取肿瘤成瘤且没有自发性出血、坏死及感染灶的裸鼠作为本次实验模型，共12只。

（4）分组给药　将裸鼠随机分为2组，对照组与治疗组各6只。治疗组灌胃给药1%伊马替尼（1mg/10g），每天一次，连续12天。对照组灌胃给药生理盐水0.1ml/10g。给药期间注意观察裸鼠有无排稀便、拒食等现象，如有异常应减量给药或暂停给药，疗程结束时动物体重下降不应超过15%。

（5）结果观察与统计　疗程结束后次日，小鼠逐个称重；脱颈椎处死，剖取肿瘤称重，检查肿瘤有无坏死、感染等情况。将结果记入表2-2。

表2-2　伊马替尼对小鼠肿瘤的实验治疗效果

组别	接种日期	药物剂量和疗程	动物数		平均体重		平均瘤重	瘤重抑制率	平均瘤重差异的显著性
			开始	结束	开始	结束			
治疗组									
对照组									

瘤重抑制率=（对照组平均瘤重-治疗组平均瘤重）/对照组平均瘤重×100%

所得结果均应进行相应的统计学处理。

附注2-3-1　一般选用低于10%的胎牛血清的培养液进行实验，避免血清干扰。

附注2-3-2　接种肿瘤的全过程应注意严密消毒及无菌操作，以免因感染而干扰肿瘤生长。

（四）酮康唑对伊马替尼代谢的抑制作用实验

【实验原理】

药物相互作用（drug-drug interaction，DDI）指的是同时使用多种药物时，药物之间产生的药代动力学和药效动力学改变。临床药物治疗往往是两种或两种以上药物的合用，以期获得更好的疗效和更少的不良反应。然而，这种药物的联合使用必然会引起药物相互作用。不恰当的药物相互作用往往会降低药物疗效或增加药物不良反应。服用药物后，药物必须从给药部位吸收（absorption）进入体循环，随血液循环分布（distribution）到各个组织/器官（metabolism），药物及其代谢物随胆汁、尿液和粪等排泄（excretion）出体外，即药物吸收、分布、代谢和排泄等体内过程（简称"ADME"）。当两种及以上药物或中西药同时服用时，各药物的ADME会受到彼此的影响，使其原来的药效有所增强或减弱，毒性有所增加或减少。因此，研究清楚各药物的ADME及其间的相互作用，对于临床合理给药至关重要。例如，服用肝药酶抑制剂，可以减少某些药物代谢，从而使其药效增加或毒性增加。

伊马替尼在人体内的主要代谢产物为N-去甲基伊马替尼（CGP74588）。该代谢产物通过肝脏中CYP3A4代谢产生，被证明与母体化合物具有相似的药理活性。酮康唑是CYP3A4的强抑制剂，因此，酮康唑可能通过影响细胞色素CYP3A4的活性而增加伊马替尼的浓度，可能导致药效的增强或不良反应增加。

本实验利用人肝微粒体，通过测定不同浓度酮康唑存在的情况下，伊马替尼代谢生成N-去甲基伊马替尼的含量变化，考察酮康唑对伊马替尼代谢的抑制作用（图2-2）。

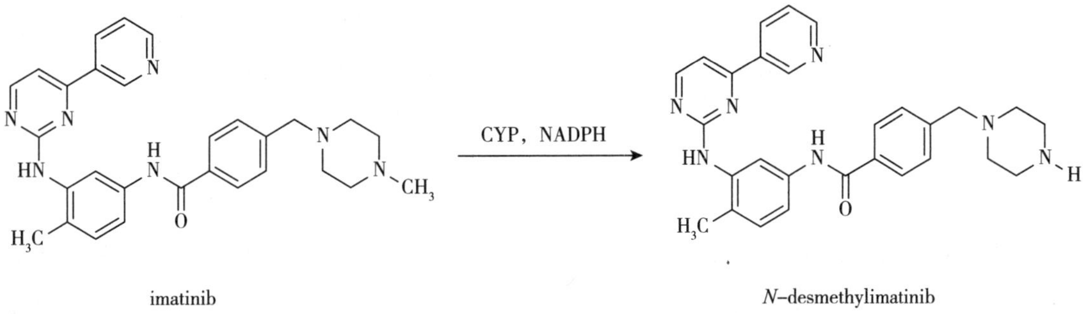

图2-2　伊马替尼在肝脏中的代谢转化

【实验材料】

1. 试剂　酮康唑，伊马替尼，N-去甲基伊马替尼，达沙替尼，磷酸盐缓冲液，乙酸乙酯，正己烷，超纯水，色谱甲醇、乙腈。

2. 仪器　高效液相色谱-紫外检测器，十万分之一电子天平，高速冷冻离心机，氮气吹干仪。

3. 其他材料　人肝微粒体、1.5ml EP管、可调量程移液器、烧杯、容量瓶等。

【实验方法】

1. 人肝微粒体温孵条件

（1）温孵体系

①各组成部分均由PBS稀释，反应体系中有机溶剂的含量小于1%，温孵体系的组成如下：

体系总体积为100μl=10μl伊马替尼+10μl酮康唑+20μl人肝微粒体+20μl NADPH+40μl PBS

②温孵体系终浓度

NADPH：1.0mmol/L（附注2-4-1）。

伊马替尼：5μmol/L。

附注2-4-1　NADPH应现用现配。

HLMs蛋白浓度：0.2mg/ml。

酮康唑：0μmol/L、0.1μmol/L、0.2μmol/L、2.5μmol/L、10μmol/L、40μmol/L、100μmol/L。

（2）温孵反应　取人肝微粒体20μl，加入底物10μl，再加入经PBS稀释的酮康唑10μl（终浓度分别为0μmol/L、0.1μmol/L、0.2μmol/L、2.5μmol/L、10μmol/L、40μmol/L、100μmol/L）（附注2-4-2），最后用40μl PBS补足，混匀，以上操作均在4℃冰水浴中进行，37℃预温孵5min（附注2-4-3）。与此同时NADPH再生系统也在37℃预温孵5min，5min后向微粒体混悬液中加入NADPH再生系统20μl启动反应，37℃反应30min。

2.样品处理

反应完毕后加入1ml有机溶剂（乙酸乙酯：正己烷=75：25）和1mmol/L氢氧化钠溶液停止反应，加内标10μl，振荡10min，10000r/min离心10min，分取上层有机层950μl，氮气吹干，使用乙腈-磷酸二氢钾缓冲液（25mmol/L磷酸二氢钾，用磷酸调pH至3.0，27：73）复溶，振荡10min，18000r/min离心10min，取上清20μl进样。

3.标准曲线的制备

精密称取N-去甲基伊马替尼10mg于10ml容量瓶中加入甲醇定容至刻度，制得1.0mg/ml N-去甲基伊马替尼储备液，-20℃避光保存。分别取不同体积1.0mg/ml储备液，加入相应体积甲醇梯度稀释至0.156、0.3125、0.625、1.25、2.5、5μg/ml的标准工作液。精密称取内标对照品达沙替尼于10ml容量瓶中，加入甲醇定容至刻度，制得1.0mg/ml内标储备液，再梯度稀释制备成浓度为1μg/ml内标工作液。

标准曲线的制备　取上述不同浓度的N-去甲基伊马替尼标准工作液10μl于1.5ml EP管中，氮气吹干后加入100μl空白PBS，涡旋混匀1min后再加入10μl内标，涡旋混匀1min后再加入1ml有机溶剂（乙酸乙酯：正己烷=75：25），振荡混匀10min后，10000r/min离心10min，取上清液800μl，氮气吹干，使用100μl流动相复溶，振荡10min，18000r/min离心10min，取上清液20μl进样。

4.色谱条件

色谱条件　色谱柱：ZORBAX SB-C18（250mm×4.6mm，5μm）。流动相为乙腈-磷酸二氢钾缓冲液（25mmol/L磷酸二氢钾，用磷酸调pH至3.0，27：73），采取等度洗脱；流动相流速1.0ml/min；进样量：20μl；柱温：35℃。紫外检测器：检测波长为266nm。

5.微粒体中N-去甲基伊马替尼浓度的测定

微粒体样本经上述处理后，按以上色谱条件检测微粒体样本中N-去甲基伊马替尼浓度（附注2-4-4）。

6.结果分析

根据测定微粒体中不同浓度酮康唑下N-去甲基伊马替尼（CGP74588）的生成量，分析酮康唑对伊马替尼代谢的抑制作用。

IC_{50}是指抑制剂的半抑制浓度，在本实验中是指酮康唑抑制50%伊马替尼代谢时酮康唑的浓度。IC_{50}的计算方法为：以酮康唑浓度的对数为横坐标，N-去甲基伊马替尼生成百分数为纵坐标，得到回归方程，当生成百分数为50%时，横坐标对应的酮康唑浓度即为IC_{50}值。

$$N-去甲基伊马替尼生成百分数 = \frac{样品组N-去甲基伊马替尼生成量}{对照组N-去甲基伊马替尼生成量} \times 100\%$$

附注2-4-2　本实验中用到的酮康唑浓度为反应体系中的终浓度，而不是配置浓度。

附注2-4-3　应控制反应体系中有机溶剂的含量低于0.1%。

附注2-4-4　在进行测定时，需要对测定方法进行部分考察和验证，包括待测物和内标出峰时间，方法的特异性和灵敏度等是否符合要求，具体可参考《中国药典》2020年版四部通则"9012　生物样品定量分析方法验证指导原则"。

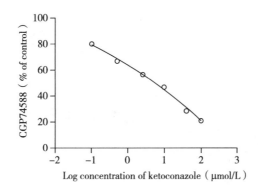

◆ 四、思考题

1.常用的成酰胺化反应缩合剂有哪些？各有什么特点？

2.杂质H、杂质F为何单独检查？杂质限度的制定应考虑什么因素？

3.查阅文献，归纳液质联用仪的仪器构造、注意事项及其在质量研究中的应用。

4.胶囊剂的特点是什么？主要分为哪几类？哪些药物不适于制成胶囊剂？

5.填充硬胶囊剂时应注意哪些问题？

6.微胶囊是什么？请搜索微胶囊技术在药学生产中的应用。

7.含量测定项下，流动相中辛烷磺酸的作用是什么？请探讨本法的使用注意事项。

8.伊马替尼抗肿瘤药效产生的机制是什么？为何会有靶向作用？

9.酮康唑与伊马替尼合用会产生何种药物相互作用，其后果是什么？

◆ 五、参考文献

［1］O'Neil MJ. The Merck Index-An Encyclopedia of Chemicals，Drugs，and Biologicals［M］. 13th Edition，Whitehouse Station，NJ：Merck and Co.，Inc.，2001.

［2］尤启冬.药物化学实验与指导［M］.2版.北京：中国医药科技出版社，2021.

［3］缪鹏飞，王丹.甲磺酸伊马替尼片处方工艺研究［J］.上海医药，2016，37（11）：69-73.

［4］彭俊清，曹宇，卢俊，等.甲磺酸伊马替尼颗粒剂及其制备方法［P］.浙江：CN103385858A，2013-11-13.

［5］张晖，张伟，陈叶廷，等.甲磺酸伊马替尼片溶出度方法的建立［J］.药物分析杂志，2015，35（11）：2045-2049.

［6］Huang R，Liu H，Chen Y，et al. EPS8 regulates proliferation，apoptosis and chemosensitivity in BCR-ABL positive cells via the BCR-ABL/PI3K/AKT/mTOR pathway［J］. Oncology Reports，2018，39（1）：119-128.

［7］Zhang J，Wang Y，Li SQ，et al. Correction of Bcl-x splicing improves responses to imatinib in chronic myeloid leukaemia cells and mouse models［J］. British Journal of Haematology，2020，189（6）：1141-1150.

［8］韩雅慧，徐开林，张焕新，等.稳定下调K562细胞株FMI表达对其甲磺酸伊马替尼药物敏感性的影响［J］.中国实验血液学杂志，2019，（3）：9.

［9］Dutreix C，Peng B，Mehring G，et al. Pharmacokinetic interaction between ketoconazole and imatinib mesylate（Glivec）in healthy subjects［J］. Cancer Chemother Pharmacol，2004，54（4）：290-294.

［10］Luo X，Li T，Yu Z，et al. The impact of azole antifungal drugs on imatinib metabolism in human liver microsomes［J］. Xenobiotica，2019，49（7）：753-761.

实验三　甲硫酸新斯的明及其注射液

◆ 一、实验目的

1. 掌握甲硫酸新斯的明工业生产的路线，了解甲硫酸新斯的明其他的合成路线。
2. 掌握高效液相色谱法测定的原理与方法。
3. 熟悉甲硫酸新斯的明的常用剂型。
4. 掌握注射液的处方工艺及制备流程。
5. 掌握甲硫酸新斯的明原料及注射剂的质量控制方法。
6. 掌握离体动物平滑肌器官的实验方法。
7. 掌握甲硫酸新斯的明的拟胆碱药效学作用机制。

◆ 二、药物简介

药物名称（中文）：甲硫酸新斯的明

药物名称（英文）：neostigmine methyl sulfate

化学结构式：

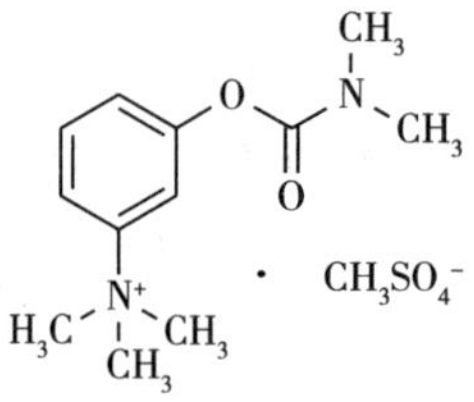

化学名（中文）：N,N,N–三甲基–3–[(N,N–二甲氨基)甲酰氧基]苯铵硫酸单甲酯盐

化学名（英文）：N,N,N–trimethyl–3–[(N,N–dimethyl)carbamoyloxy]–benzenaminium methyl sulfate

原料药为白色结晶性粉末，无臭，有引湿性。熔点 142~145℃；水中极易溶解，乙醇中易溶。临床用途：可逆性胆碱酯酶抑制剂，有兴奋平滑肌、骨骼肌的作用，临床上主要用于腹气胀、重症肌无力和尿潴留等。常用剂型有注射液等。

◆ 三、实验内容

（一）原料药的化学合成及质量控制

【实验原理】

甲硫酸新斯的明有多种合成路线，本实验是以3–二甲氨基苯酚（Ⅰ）为原料，与 N,N–二甲氨基甲酰氯发生酯化反应生成去甲新斯的明（Ⅱ），最后以硫酸二甲酯季铵化，即得甲硫酸新斯的明（Ⅲ）。合成路线如下：

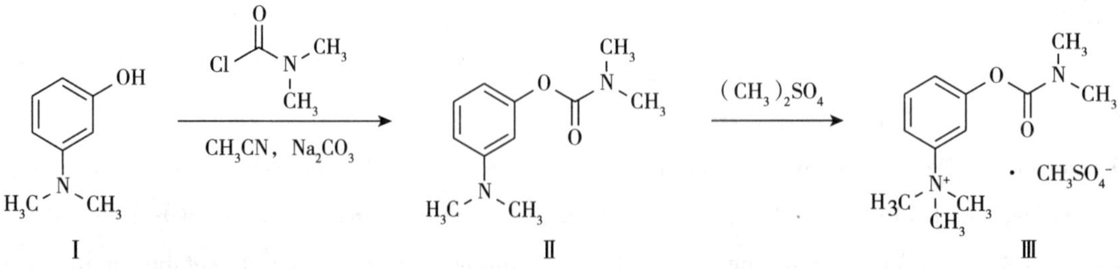

【仪器与试剂】

1.仪器　四颈瓶（250ml）、球形冷凝管、恒压滴液漏斗、温度计、真空塞、干燥管、通气管、分

液漏斗、布氏漏斗、抽滤瓶、茄形瓶、锥形瓶、胶头滴管、烧杯、玻璃棒、旋转蒸发器、水浴锅、红外分光光度仪、纳氏比色管、高效液相色谱仪、紫外分光光度仪、pH计、分析天平、烘箱、马弗炉、扁形称量瓶、坩埚、移液管、量筒、量瓶。

2.试剂　3-二甲氨基苯酚、N,N-二甲氨基甲酰氯、乙腈、碳酸钠、氢氧化钠、乙酸乙酯、无水硫酸钠、丙酮、异丙醇、活性炭、蒸馏水、甲硫酸新斯的明、20%氢氧化钠溶液、重氮苯磺酸试液、浓过氧化氢溶液、稀盐酸、氯化钡、酚酞指示液、氢氧化钠滴定液（0.02mol/L）、稀硝酸、硝酸银试液、标准硫酸钾溶液、硫酸、5mol/L氢氧化钠溶液、5mol/L盐酸溶液、0.05mol/L磷酸二氢钾溶液、乙腈、0.0015mol/L庚烷磺酸钠、3-羟基-N,N,N-三甲基苯铵硫酸单甲酯盐、1.0%碳酸钠溶液、高锰酸钾滴定液（0.001mol/L）、氢氧化钠试液、2%硼酸溶液、甲基红-溴甲酚绿混合指示液、硫酸滴定液（0.01mol/L）。

【实验方法】

1.化学合成

（1）去甲新斯的明的合成

①原料规格及配比

原料名称	规格	用量	摩尔数	摩尔比
3-二甲氨基苯酚	CP	13.7g	0.1mol	1
N,N-二甲氨基甲酰氯	CP	11.0ml	0.12mol	1.2
碳酸钠	CP	21.2g	0.2mol	2
乙腈	CP		200ml	
乙酸乙酯	CP		100ml	
10% NaOH 溶液	自制		100ml	

②实验操作：在装有搅拌器、温度计、回流冷凝管的四颈瓶（附注3-1-1）中依次加入3-二甲氨基苯酚13.7g、碳酸钠21.2g和乙腈200ml，冰浴下搅拌，用恒压滴液漏斗逐滴滴加N,N-二甲氨基甲酰氯11.0ml（附注3-1-2）。滴毕升温至45~50℃，反应3小时后，放冷至室温。减压蒸馏除去乙腈，随后加入乙酸乙酯100ml溶解，分别用水洗涤（100ml×3次）和10%氢氧化钠溶液洗涤（100ml×1次），有机层用无水硫酸钠干燥，浓缩得到油状物去甲新斯的明。

（2）甲硫酸新斯的明的制备

①原料规格及配比

原料名称	规格	用量	摩尔数	摩尔比
去甲新斯的明	自制	10.4g	0.05	1
硫酸二甲酯	CP	7.8ml	0.083	1.66
丙酮	CP	20ml		
异丙醇	CP	适量		

②实验操作：在装有搅拌器、温度计、恒压滴液漏斗的四颈瓶中依次加入去甲新斯的明10.4g和丙酮20ml，室温下滴加硫酸二甲酯7.8ml（附注3-1-3）。室温搅拌10h后，冰浴冷却至5~10℃，保温2h。抽滤，滤饼用异丙醇洗涤，干燥得粗品。

附注3-1-1　本次实所用玻璃仪器均需干燥无水。

附注3-1-2　由于此过程为放热过程，故滴加N,N-二甲氨基甲酰氯要缓慢。

附注3-1-3　注意硫酸二甲酯为剧毒品，使用时当心。

甲硫酸新斯的明粗品经异丙醇重结晶，得到产品，熔点143~149℃。

2.结构表征

（1）^{1}H NMR谱图（DMSO-d_6）

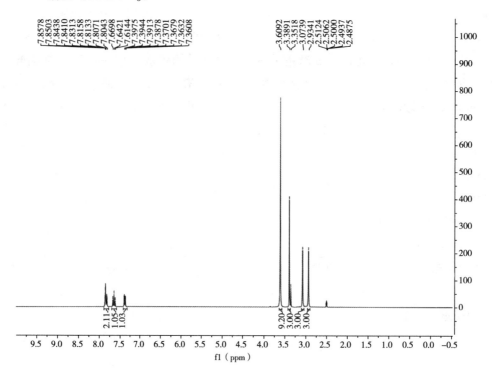

^{1}H NMR（300MHz，DMSO-d_6）δ（ppm）：7.89~7.77（m，2H），7.64（t，J = 8.3Hz，1H），7.42~7.32（m，1H），3.61（s，9H），3.39（s，3H），3.07（s，3H），2.93（s，3H）。

（2）^{13}C NMR谱图（DMSO-d_6）

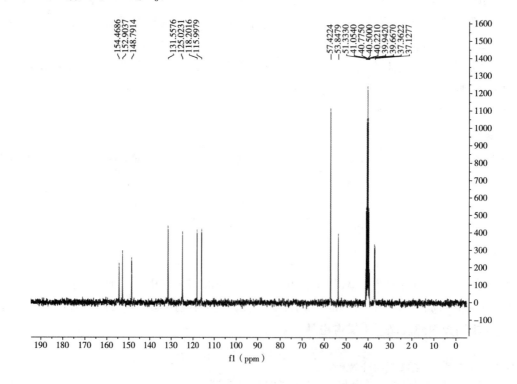

^{13}C NMR（75MHz，DMSO-d$_6$）δ（ppm）：154.47，152.90，148.79，131.56，125.02，118.20，116.00，57.42，53.85，37.36，37.13。

（3）质谱图（ESI+）

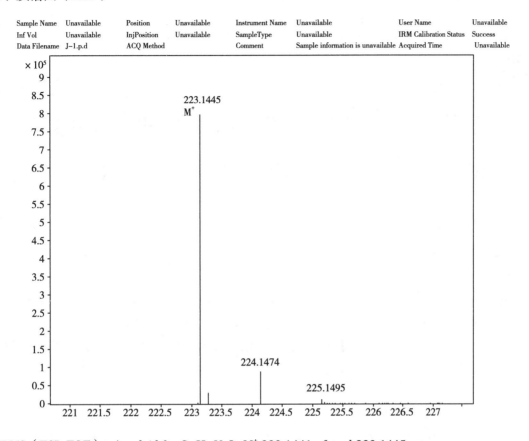

HRMS（ESI-TOF）*m/z* calc'd for C$_{12}$H$_{19}$N$_2$O$_2$ M$^+$ 223.1441，found 223.1445。

（4）红外吸收光谱图

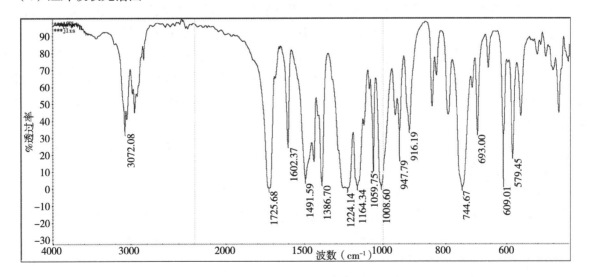

IR（cm^{-1}，KBr film）：3072.08，1725.68，1602.37，1491.59，1386.70，1224.14，1164.34，1059.75，1008.60，947.79，916.19，744.67，693.00，609.01，579.45。

（5）高效液相图

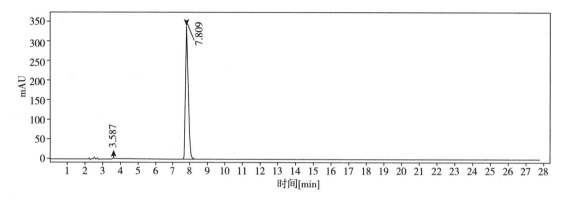

保留时间［min］	类型	峰宽［min］	峰面积	峰高	峰面积%
3.587	MM m	0.04	0.74	0.43	0.20
7.809	BB	1.34	3767.71	340.03	99.98

HPLC t_R = 7.809min，99.98%。

3.鉴别

（1）取本品约1mg，置蒸发皿中，加20%氢氧化钠溶液1ml与水2ml，置水浴上蒸发至干，再在250℃加热约0.5min，加水1ml，溶解后，放冷，加重氮苯磺酸试液1ml，即显红色。

（2）取本品约20mg，加20%氢氧化钠溶液1ml与浓过氧化氢溶液10滴，煮沸，冷却，加稀盐酸使成酸性，加氯化钡试液，即生成白色沉淀。

4.检查

（1）药物中一般杂质的检查

①酸碱度：取本品0.10g，加水10ml使溶解，加酚酞指示液2滴，不应显粉红色；再加氢氧化钠滴定液（0.02mol/L）0.20ml，应显粉红色。

②氯化物：取本品0.20g，加水10ml使溶解，加稀硝酸1ml与硝酸银试液3ml，不得立即显浑浊。

③硫酸盐：取50ml纳氏比色管两支，甲管中加入本品0.50g，加水溶解使成约40ml，加稀盐酸2ml，摇匀，即得供试品溶液。另取3.0ml标准硫酸钾溶液（100μg SO_4^{2-}/ml），置乙管中，加水使成约40ml，加稀盐酸2ml，摇匀，即得对照溶液。再在两管中分别加入25%氯化钡溶液5ml，用水稀释至50ml，充分摇匀，放置10分钟，同置黑色背景上，从比色管上方向下观察、比较，甲管与乙管比较，不得更浓（0.06%）。

④干燥失重：取本品约1g，置与供试品相同条件下干燥至恒重的扁形称量瓶中，精密称定，在105℃干燥至恒重，减失重量不得过1.0%。

⑤炽灼残渣：取本品1.0g，置已炽灼至恒重的坩埚中（附注3-1-4），精密称定，缓缓炽灼至完全炭化（附注3-1-5），放冷；加硫酸0.5～1ml使湿润，低温加热（附注3-1-6）至硫酸蒸气除尽后，在700～800℃炽灼使完全灰化，移置干燥器内，放冷，精密称定后，再在700～800℃炽灼至恒重（附注

附注 3-1-4　坩埚应编码标记，盖子与坩埚应编码一致。从高温炉中取出时的温度、先后次序、在干燥器内的放冷时间以及称量顺序，均应前后一致。同一干燥器内同时放置的坩埚不宜过多，否则不易达到恒重。

附注 3-1-5　操作应在通风柜内进行，并注意避免供试品燃烧并防止受热骤然膨胀而逸出。

附注 3-1-6　勿使酸液溅出。

附注 3-1-7　炽灼至恒重，除另有规定外，系指在规定温度下连续两次炽灼后的重量差异在 0.3mg 以下，炽灼至恒重的第二次称重应在继续炽灼 30min 后进行。

3-1-7），炽灼残渣不得过0.1%。

（2）药物中特殊杂质的检查

①有关物质：照高效液相色谱法（《中国药典》2020年版四部通则0512）测定。

供试品溶液　取本品，加水溶解并稀释制成每1ml中约含0.5mg的溶液。

对照品溶液　精密量取供试品溶液1ml，置200ml量瓶中，用水稀释至刻度，摇匀。

系统适用性溶液　临用新制（附注3-1-8）。取供试品溶液1ml，置10ml量瓶中，加5mol/L氢氧化钠溶液50μl，放置5分钟，加5mol/L盐酸溶液50μl，用水稀释至刻度，摇匀。

色谱条件　用辛基硅烷键合硅胶为填充剂；以0.05mol/L磷酸二氢钾溶液（用磷酸调节pH至3.0）-乙腈（87：13）（含0.0015mol/L庚烷磺酸钠）为流动相；检测波长为215nm；进样体积10μl。

系统适用性要求　系统适用性溶液色谱图中，杂质Ⅰ的相对保留时间约为0.45（附注3-1-9）。

测定法　精密量取供试品溶液与对照溶液，分别注入液相色谱仪，记录色谱图至主成分峰保留时间的2倍（附注3-1-10）。

限度　供试品溶液色谱图中如有与杂质Ⅰ峰保留时间一致的色谱峰，其峰面积不得大于对照溶液主峰面积（0.5%），其他各杂质峰面积的和不得大于对照溶液主峰面积（0.5%）。

杂质Ⅰ

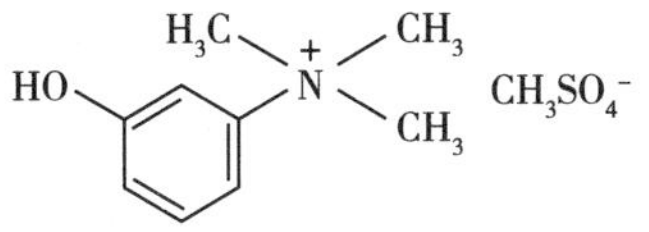

$C_{10}H_{17}NO_5S$　263.31

3-羟基-N,N,N-三甲基苯铵硫酸单甲酯盐

②杂质吸光度：取本品，加1.0%碳酸钠溶液制成每1ml中含5.0mg的溶液，照紫外-可见分光光度法（《中国药典》2020年版四部通则0401）测定，在294nm波长处的吸光度不得过0.15（附注3-1-11）。

③易氧化物：取本品0.10g，加水1.0ml使溶解，加高锰酸钾滴定液（0.001mol/L）0.5ml，30s内不得褪色。

5.含量测定

测定法　取本品约0.15g，精密称定，置凯氏烧瓶中，加水90ml溶解后，加氢氧化钠试液100ml，加热蒸馏，馏出液导入2%硼酸溶液50ml中，至体积约达150ml停止蒸馏（附注3-1-12），馏出液中加甲基红-溴甲酚绿混合指示液6滴，用硫酸滴定液（0.01mol/L）滴定至溶液由蓝绿色变为灰紫色，并将滴定的结果用空白试验校正。每1ml硫酸滴定液（0.01mol/L）相当于6.688mg的$C_{13}H_{22}N_2O_6S$。

限度　按干燥品计算（附注3-1-13），含$C_{13}H_{22}N_2O_6S$不得少于98.0%。

附注3-1-8　由于溶液稳定性的限制，溶液应现配现用。

附注3-1-9　杂质Ⅰ是甲硫酸新斯的明的降解产物。通过碱水解制备含有杂质Ⅰ的系统适用性溶液，具有操作简便易行、无需杂质对照品即可进行定位的优点。

附注3-1-10　防止漏检保留较强的杂质。

附注3-1-11　使用的石英吸收池必须洁净。当吸收池中装入同一溶剂，在规定波长测定各吸收池的透光率，如透光率相差在0.3%以下者可配对使用，否则必须加以校正。

附注3-1-12　蒸馏装置连接后应严密。装置使用前，全部管道须经水蒸气洗涤，以除去管道可能残留的碱性物质。正在使用的装置，每次测定前，需蒸汽洗涤5分钟。隔天或者更长时间未使用的装置，重复蒸汽洗涤，不少于三次。操作环境应避免氨及碱性气体的干扰。

附注3-1-13　实验中规定"按干燥品（或无水物，或无溶剂）计算"时，除另有规定外，应取未经干燥（或未去水，或去溶剂）的供试品进行实验，并将计算中的取用量按检查项下测得的干燥失重（或水分，或溶剂）扣除。

（二）甲硫酸新斯的明注射液（1ml：0.5mg）制备与质量检查

【实验材料】

处方（100ml用量）

成分	加入量	处方分析
甲硫酸新斯的明	0.05g	主药
氯化钠	0.8g	渗透压调节剂
枸橼酸	0.005g	pH调节剂
枸橼酸钠	0.09g	pH调节剂
注射用水	100ml	溶剂

【工艺流程】

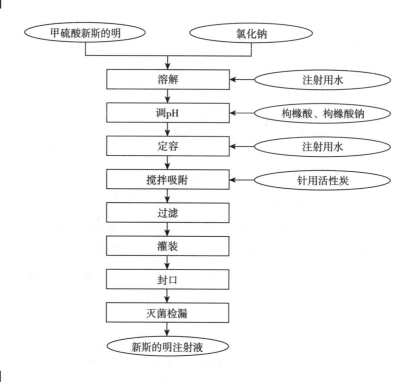

【实验方法】

1. 制备工艺

（1）配液　取处方量80%的注射用水，加甲硫酸新斯的明、氯化钠使溶解，分次缓缓加入枸橼酸、枸橼酸钠，搅拌使溶解，检测并调节溶液pH至5.8～6.2，加注射用水至全量（附注3-2-1）。

（2）活性炭吸附　加入0.1%的针用活性炭，室温搅拌10min。

（3）过滤　先用G3垂熔漏斗粗滤除去活性炭，再经0.22μm微孔滤膜过滤（精滤），补加注射用水稀释至100ml。

（4）灌装　取1ml过滤后的药液灌装于安瓿中（附注3-2-2）。

（5）熔封　灌装后立即将安瓿熔融封口（附注3-2-3）。

（6）灭菌　将灌封好的安瓿用121℃的高压灭菌20min。

附注3-2-1　需用干净并干燥的容器来制备注射液，防止在制备过程中被污染。将甲硫酸新斯的明、等渗调节剂加入到注射用水中后，应充分搅拌使溶解完全。

附注3-2-2　灌封药液时尽量不使药液碰到安瓿颈口，以免封口时产生碳化和白点等。

附注3-2-3　注射液灌封后应及时封口，防止污染。

（7）检漏 灭菌完毕，立即将安瓿放入1%亚甲蓝水溶液中，待安瓿冷却，取出，剔除内装溶液变色安瓿（附注3-2-4）。

2.质量检查

（1）pH 应为5.0～7.0，照《中国药典》2020年版四部通则"0631 pH值测定法"进行。

（2）装量 检查法：供试品标示装量不大于2ml者，取供试品5支（瓶）；2ml以上至50ml者，取供试品3支（瓶）。开启时注意避免损失，将内容物分别用相应体积的干燥注射器及注射针头抽尽，然后缓慢连续地注入经标化的量入式量筒内（量筒的大小应使待测体积至少占其额定体积的40%，不排尽针头中的液体），在室温下检视。测定油溶液、乳状液或混悬液时，应先加温（如有必要）摇匀，再用干燥注射器及注射针头抽尽后，同前法操作，放冷（加温时），检视。每支（瓶）的装量均不得少于其标示装量。

（3）含量测定 精密量取本品适量（约相当于甲硫酸新斯的明10mg），照《中国药典》2020年版四部通则"0704 氮测定法"第二法，置半微量氮测定仪器中，加入40%氢氧化钠溶液5ml，缓慢加热蒸馏，馏出液导入2%硼酸溶液5ml中，至馏出液约达70ml时停止蒸馏。馏出液加甲基红-溴甲酚绿混合指示液6滴，用硫酸滴定液（0.005mol/L）滴定至溶液由蓝绿色变为灰紫色，并将滴定的结果用空白试验校正。每1ml硫酸滴定液（0.005mol/L）相当于3.344mg的$C_{13}H_{22}N_2O_6S$。

（4）有关物质 照《中国药典》2020年版四部通则"0512 高效液相色谱法"进行。

供试品溶液 取本品，即得。

对照品溶液 精密量取供试品溶液1ml，置100ml量瓶中，用水稀释至刻度，摇匀。

系统适用性溶液 临用新制。取供试品溶液1ml，置10ml量瓶中，加5mol/L氢氧化钠溶液50μl，放置5分钟，加5mol/L盐酸溶液50μl，用水稀释至刻度，摇匀。

色谱条件 用辛基硅烷键合硅胶为填充剂；以0.05mol/L磷酸二氢钾溶液（用磷酸调节pH至3.0）-乙腈（87∶13）（含0.0015mol/L庚烷磺酸钠）为流动相；检测波长为215nm；进样体积10μl。

系统适用性要求 系统适用性溶液色谱图中，杂质Ⅰ的相对保留时间约为0.45。

测定法 精密量取供试品溶液与对照溶液，分别注入液相色谱仪，记录色谱图至主成分峰保留时间的2倍。

限度 供试品溶液色谱图中如有与杂质Ⅰ峰保留时间一致的色谱峰，其峰面积不得大于对照溶液主峰面积（1.0%），其他各杂质峰面积的和不得大于对照溶液主峰面积的0.5倍（0.5%）。

（5）可见异物 照《中国药典》2020年版四部通则"0904 可见异物检查法"进行（附注3-2-5）。

（6）无菌 照《中国药典》2020年版四部通则"1101 无菌检查法"进行。

（7）细菌内毒素 每1mg甲硫酸新斯的明中含内毒素的量应小于50EU，照《中国药典》2020年版四部通则"1143 细菌内毒素检查法"进行。

（三）甲硫酸新斯的明拟胆碱药效学实验

【实验原理】

甲硫酸新斯的明（neostigmine methyl sulfate）为人工合成的季铵类化合物，其能够抑制乙酰胆碱酯酶（acetylcholinesterase，AChE）活性，减少ACh的灭活而表现出M、N样作用。胃肠道平滑肌的收缩反应主要由副交感神经控制，肠道平滑肌上富含M受体，M受体激动药和拮抗药均可明显影响肠道平

附注3-2-4 灭菌后应将安瓿瓶趁热放入亚甲蓝溶液中检漏。

附注3-2-5 可见异物检查时，注意气泡通常是向上走且速度较快，但对于略黏稠的液体来说，气泡会停止不动或向上走得很慢，在这种情况下，应注意区别气泡和可见异物。对于一名检测人员判断不明确的样品，可由2~3名检测人员共同进行判断。

滑肌的收缩反应。本实验采用加负荷后可完全松弛的豚鼠回肠标本来观察新斯的明的拟胆碱活性。

【实验材料】

1. **动物**　豚鼠一只，体重200~300g，雌雄不限，最好空腹6h以上。

2. **仪器**　麦氏浴槽、恒温水浴、温度计、肌力换能器、生理信号采集记录系统、铁支架、双凹夹、剪刀、眼科镊、10ml量筒、注射器、烧杯、培养皿、缝针、棉线、台氏液、氧气瓶。

3. **试剂**　0.05%、0.5%的甲硫酸新斯的明溶液，0.1%硫酸阿托品，1%氯化钡溶液。

【实验方法】

猛击头部将豚鼠处死，打开腹腔，取出回肠，放入盛有台氏液的培养皿内。取豚鼠回肠1.5~2cm（附注3-3-1），在肠段两端从里向外各穿1线，将肠段固定在浴槽中，负荷约0.5g（附注3-3-2）（附注3-3-3）。在浴槽中加入10ml台氏液，标记液面高度，浴槽恒温在38℃±0.5℃。插入通气管，供气以2个小气泡/秒为宜。连接肌力换能器，经生理信号采集记录系统记录肠肌蠕动情况，一般经平衡15min以上，待基线平稳后，即可进行下列实验。

（1）在浴槽中加入0.05%甲硫酸新斯的明溶液0.5ml。

（2）当肠段收缩明显时，加入0.1%硫酸阿托品0.05ml。

（3）当出现预期作用时，加入0.05%甲硫酸新斯的明溶液0.5ml，观察3min，如肠管无明显变化，再加入0.5%甲硫酸新斯的明溶液0.5ml。

（4）更换浴槽中的台氏液3次，待基线稳定后，加入1%氯化钡溶液0.5ml，观察其作用。

（5）再次更换浴槽中的台氏液3次，待基线稳定后，加入0.1%硫酸阿托品0.05ml，接着加入1%氯化钡溶液0.5ml，观察其作用。

（6）复制描记曲线，注明药物和剂量。

◆ 四、思考题

1. *N*-烷基化反应的烷基化试剂有哪些？它们有什么异同点？

2. 酯化反应中，三乙胺可用什么试剂代替？

3. 有关物质检查的系统适用性试验中，杂质Ⅰ的来源与作用是什么？

4. 有关物质检查中，流动相中庚烷磺酸钠有何作用？

5. 注射剂制备过程中应注意的问题有什么？影响注射剂质量的因素有哪些？

6. 除了本实验所用的灭菌方式，还有什么灭菌方式？各有什么优点？

7. 阿托品是否能够完全拮抗甲硫酸新斯的明的药理作用？为什么？

◆ 五、参考文献

［1］CAS Registry Number：51-60-5，CAS（Chemical Abstract Service）［EB/OL］. https：//scifinder-n.cas.org/searchDetail/substance/64d1d16385aac340ce238dc5/substanceDetails.

［2］赵洁. 甲硫酸新斯的明关键中间体的合成工艺研究［D］. 郑州：郑州大学化学工程，2020［2021-01-16］.

［3］罗灼辉，王学文，余小兵等. 一种甲硫酸新斯的明注射液及其制备方法［P］. 广东省：CN111557906A，2020-08-21

［4］周建平，蒋曙光. 药剂学实验与指导［M］. 2版. 北京：中国医药科技出版社，2020.

附注3-3-1　回肠位于小肠的末端，平滑肌层较薄，自律性较低，越靠近回盲部自律性越低，基线越平稳。

附注3-3-2　注意控制浴槽的水温和前负荷的大小，否则会影响到标本的收缩功能和对药物的反应。

附注3-3-3　结扎肠两端时切勿扎闭肠腔，否则会影响到药物的作用强度。

［5］仇燚. 小檗碱对卵白蛋白致敏豚鼠离体回肠平滑肌的影响［J］. 四川生理科学杂志，2016，38（1）：3.

［6］Zhao ZJ, Xue YR, Zhang GH, et al. Identification of evodiamine and rutecarpine as novel TMEM16A inhibitors and their inhibitory effects on peristalsis in isolated Guinea-pig ileum［J］. Eur J Pharm, 2021, 908：174340.

［7］Liao Y, Li Y, Ouyang W. Effects and safety of neostigmine for postoperative recovery of gastrointestinal function：a systematic review and meta-analysis［J］. Ann Palliat Med, 2021, 10（12）：12507-12518.

实验四　那格列奈及其片剂

◆ 一、实验目的

1. 熟悉那格列奈的常用合成方法，掌握缩合反应的操作。
2. 熟悉那格列奈的常用剂型，掌握片剂的处方工艺及制备流程。
3. 熟悉那格列奈原料药和制剂的质量控制要求。
4. 掌握那格列奈的降血糖药效学评价方法。
5. 掌握那格列奈在大鼠肝微粒体温孵体系的反应原理。

◆ 二、药物简介

药物名称（中文）：那格列奈

药物名称（英文）：nateglinide

化学结构式：

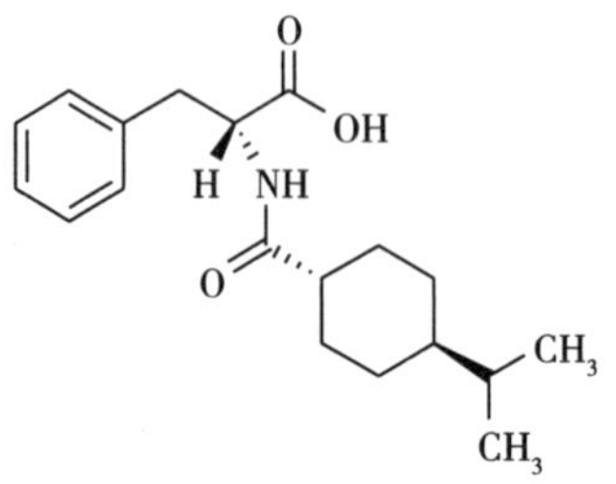

化学名（中文）：(–)-N-(反式–4–异丙基环己基甲酰基)–D–苯丙氨酸

化学名（英文）：(–)-N-(trans-4-isopropylcyclohexanecarbonyl)-D-phenylalanine

原料药为白色或类白色结晶性粉末，味苦。本品在甲醇、乙醇、丙酮中易溶，在乙腈中略溶，在水中几乎不溶，在氢氧化钠溶液中溶解，在稀盐酸中几乎不溶。临床用的有效晶型为H型，熔点137~141℃。那格列奈属于非磺酰脲类降血糖药，作用机制主要为通过与胰岛B细胞上磺酰脲受体相结合，阻滞胰岛细胞ATP敏感钾通道开放，导致细胞膜去极化，引起钙通道开放，促进胰岛素分泌。那格列奈具有起效快、作用时间短，引起心血管副作用和低血糖发生率高等特点，可单独用于经饮食和运动，以及单用二甲双胍不能有效控制高血糖的2型糖尿病，可与二甲双胍联合应用，但不能替代二甲双胍。那格列奈的常用剂型有片剂、胶囊剂等。

◆ 三、实验内容

（一）原料药的化学合成及质量控制

【实验原理】

本实验以D–苯丙氨酸（Ⅰ）为原料，经与甲醇成酯得到D–苯丙氨酸甲酯（Ⅱ），再与反–4–异丙基环己基甲酸在二环己基碳二亚胺（DCC）催化下缩合，得到那格列奈甲酯（Ⅲ），最后水解得到那格列奈。合成路线如下：

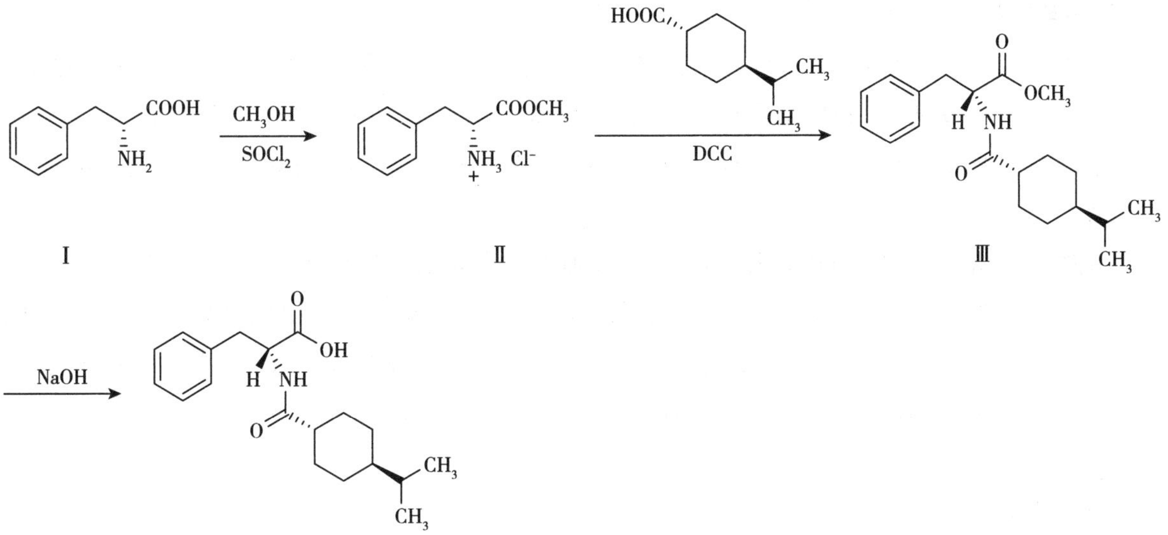

那格列奈结构上存在顺反异构和光学异构现象，市售为反式 D 构型化合物。L–异构体的降糖活性远低于那格列奈，而顺式异构体则无降糖作用。那格列奈原料药中往往会存在少量的 L–异构体及顺式异构体，因此在生产过程中需要对顺式异构体及 L–异构体同时进行控制，从一定程度上保证那格列奈产品的有效性和安全性。那格列奈 L–异构体及顺式异构体的结构式如下。

L–异构体：

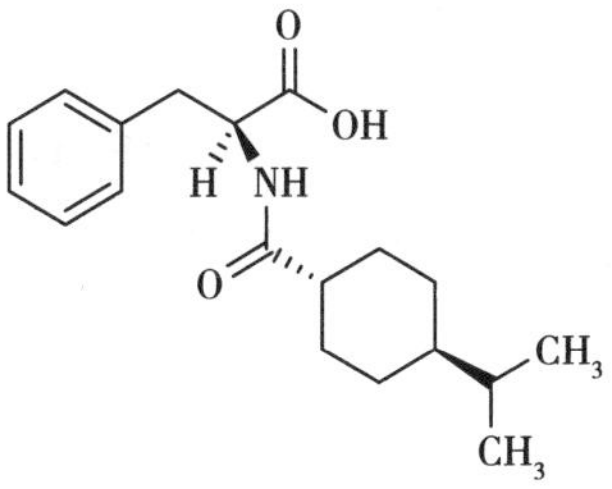

N–(反式–4–异丙基环己基甲酰基)–L–苯丙氨酸

顺式异构体：

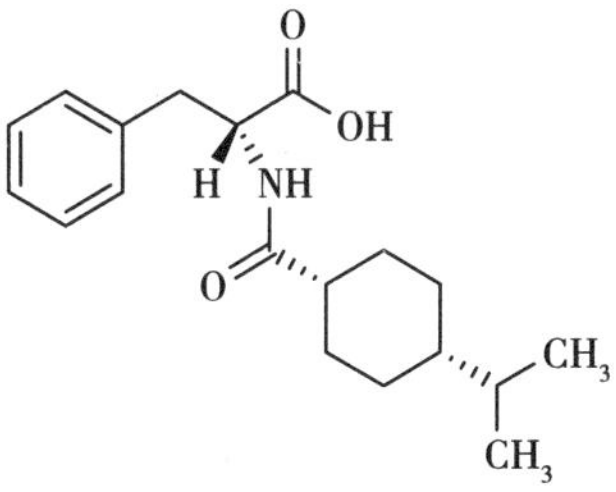

N–(顺式–4–异丙基环己基甲酰基)–D–苯丙氨酸

那格列奈结构中有游离羧基，显酸性，可用碱滴定液直接滴定。反应原理如下：

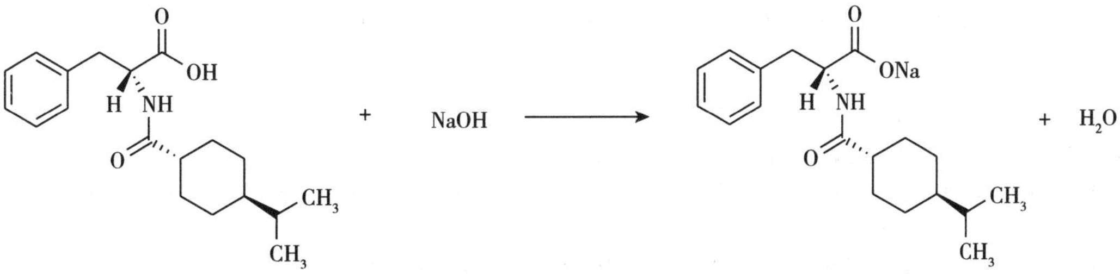

【仪器与试剂】

1.仪器 四颈瓶（250ml）、温度计、真空塞、分液漏斗、布氏漏斗、抽滤瓶、茄形瓶、锥形瓶、胶头滴管、烧杯、玻璃棒、恒压滴液漏斗、旋转蒸发器、水浴锅、红外分光光度仪、纳氏比色管、高效液相色谱仪、紫外分光光度仪、pH计、分析天平、烘箱、马弗炉、扁形称量瓶、坩埚、移液管、量筒、量瓶。

2.试剂 D-苯丙氨酸、氯化亚砜、无水甲醇、那格列奈、0.1mol/L氢氧化钠溶液、乙醇、丙酮、稀硝酸、标准氯化钠溶液、硝酸银试液、磷酸盐缓冲液、乙腈、甲醇、L-异构体、顺式异构体、正己烷、异丙醇、冰醋酸、无水乙醇、N,N-二甲基甲酰胺、二氯甲烷、三氯甲烷、吡啶、酚酞指示液、乙醇、硫酸、盐酸、醋酸盐缓冲液（pH3.5）、标准铅溶液、硫代乙酰胺试液、水。

【实验方法】

1.化学合成

（1）D-苯丙氨酸甲酯盐酸盐的制备

①原料规格及配比

原料名称	规格	用量	摩尔数	摩尔比
D-苯丙氨酸	CP	2.6g	0.0156	1
氯化亚砜	CP	5.7ml	0.0796	5
甲醇	CP	20ml		

②实验操作：在100ml四颈瓶（附注4-1-1）中加入D-苯丙氨酸2.6g，无水甲醇20ml，搅拌下降温至0℃，缓慢滴加氯化亚砜5.7ml（附注4-1-2）。滴加完毕后，自然升温至室温。反应1h后减压浓缩（附注4-1-3），得白色固体，熔点159~163℃。

（2）那格列奈甲酯的制备

①原料规格及配比

原料名称	规格	用量	摩尔数	摩尔比
D-苯丙氨酸甲酯盐酸盐	自制	3.2g	0.0147	1
反-4-异丙基环己基甲酸	CP	2.5g	0.0147	1
二环己基碳二亚胺（DCC）	CP	3.3g	0.0161	1.1
三乙胺	CP	1.6g	0.0161	1.1
二氯甲烷	CP	35ml		

②实验操作：在250ml四颈瓶内加入D-苯丙氨酸甲酯盐酸盐3.2g，反式-4-异丙基环己基甲酸2.5g和二氯甲烷25ml，室温搅拌。于搅拌状态下加入三乙胺，加毕，将反应液降温至0℃。缓慢滴加二环己基碳二亚胺（DCC）3.3g的二氯甲烷（10ml）溶液，滴加完毕，室温反应10h。抽滤，滤液减压浓缩，得粗品4.51g。将粗品用甲醇20ml重结晶，得白色固体（附注4-1-4）。

附注4-1-1 本反应为无水反应，所有仪器应干燥。

附注4-1-2 在滴加氯化亚砜的过程中须保持反应液温度低于5℃。

附注4-1-3 减压浓缩时需防止水倒吸至反应瓶中。如发生水倒吸时，剩余的氯化亚砜遇水分解放出大量的HCl和SO_2气体，需密切注意。

附注4-1-4 重结晶时，甲醇用量不宜过多，以到达回流温度时，粗品恰好溶解为最佳。

（3）那格列奈的制备

①原料规格及配比

原料名称	规格	用量	摩尔数	摩尔比
那格列奈甲酯	自制	3.9g	0.0118	
2mol/L氢氧化钠溶液		25ml		
甲醇	CP	25ml		
浓盐酸	CP			

②实验操作：在四颈瓶内依次加入那格列奈甲酯3.9g、2mol/L氢氧化钠溶液25ml、甲醇25ml，室温搅拌2h。抽滤，滤液减压蒸除甲醇，用浓盐酸调节 pH 至2（附注4-1-5），抽滤，滤饼干燥得白色或类白色固体，熔点137~141℃，计算收率。

2.结构表征

（1）^{1}H NMR谱图（DMSO-d_6）

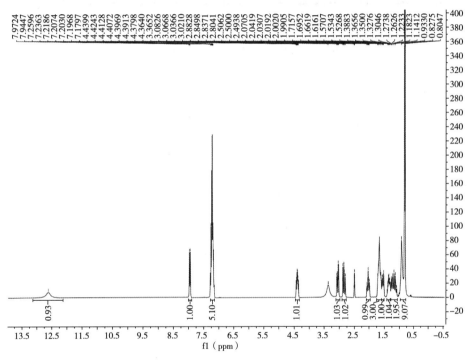

^{1}H NMR（300MHz，DMSO-d_6）δ（ppm）：12.62（s，1H），7.96（d，J= 8.3Hz，1H），7.29-7.15（m，5H），4.47-4.33（m，1H），3.05（dd，J=13.8，4.7Hz，1H），2.84（dd，J=13.7，9.9Hz，1H），2.03（tt，J=12.1，3.5Hz，1H），1.68（d，J=10.0Hz，3H），1.55（d，J=13.2Hz，1H），1.42-1.31（m，1H），1.29-1.07（m，2H），0.97-0.78（m，9H）。

（2）^{13}C NMR谱图（DMSO-d_6）

^{13}C NMR（75MHz，DMSO-d_6）δ（ppm）：176.14，174.28，138.80，130.11，129.06，127.32，54.05，44.81，43.84，37.71，33.33，30.20，30.05，29.54，29.48，20.63。

附注4-1-5　调节 pH 须在冰浴下进行，缓慢滴加浓盐酸，滴加过程中注意防护。

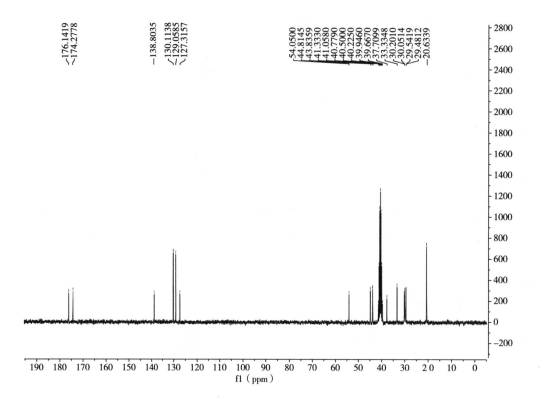

（3）HRMS谱图（ESI+）

Sample Name	Unavailable	Position	Unavailable	Instrument Name	Unavailable	User Name	Unavailable
Inf Vol	Unavailable	InjPosition	Unavailable	SampleType	Unavailable	IRM Calibration Status	Success
Data Filename	J–1.p.d	ACQ Method		Comment	Sample information is unavailable	Acquired Time	Unavailable

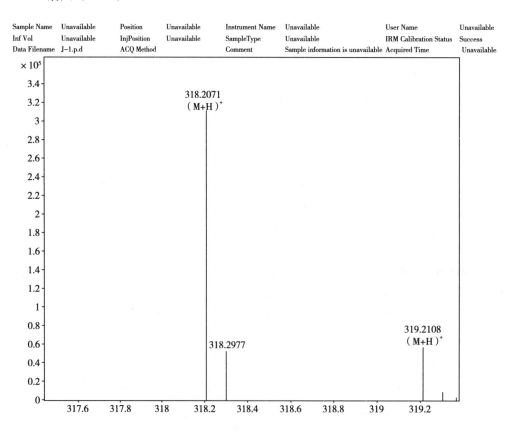

HRMS（ESI–TOF）*m/z* calc'd for $C_{12}H_{19}N_2O_2$ [M+H]$^+$318.2064，found 318.2071。

（4）红外吸收光谱图

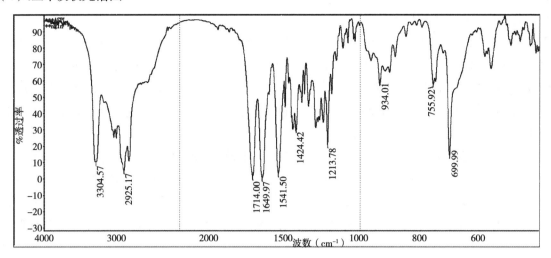

IR（cm⁻¹，KBr film）：3304.57，2925.17，1714.00，1649.97，1541.50，1424.42，1213.78，934.01，755.92，699.99。

（5）高效液相图

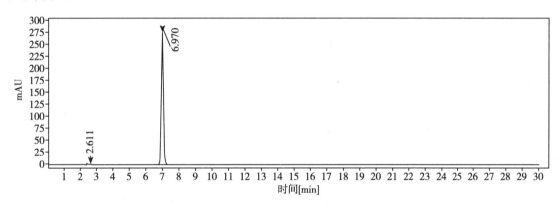

保留时间［min］	类型	峰宽［min］	峰面积	峰高	峰面积%
2.611	MM m	0.12	6.54	1.76	0.26
6.970	BV	0.73	2535.20	276.45	99.74

HPLC t_R = 6.970min，99.74%。

2. 鉴别

（1）取本品适量，加乙醇溶解并稀释制成每1ml中约含1mg的溶液，照紫外-可见分光光度法（《中国药典》2020年版四部通则0401）测定，在252nm、258nm与264nm波长处有最大吸收。

（2）取本品，照X射线衍射法（《中国药典》2020年版四部通则0451第二法）测定，在衍射角（2θ）3°~60°的范围内扫描，本品的X射线粉末衍射图谱应与对照品的图谱一致，且在2θ约为19.6°与19.9°处应有特征衍射峰，同时在2θ约为4.9°处不得出现衍射峰（附注4-1-6）。

附注4-1-6　X射线衍射法鉴别时，操作人员必须采取适当的防护措施，例如身穿铅围裙或其他适宜的防护服，戴防护眼镜，测剂量用底片包佩带于身上指定位置。工作时，眼睛切莫迎着X射线方向正面直视X射线出射窗口。安放试样调焦时，可采用小块X射线荧光板置试样后方，操作人员必须站在侧面观察。两人以上共同工作时，应共同确认和防止X射线辐射。人员应尽可能少在X射线机室内逗留。

3.检查

（1）药物中一般杂质的检查

①氯化物：取本品0.50g，置50ml纳氏比色管中，加丙酮30ml使溶解，加稀硝酸10ml，摇匀，即得供试品溶液。另取标准氯化钠溶液（10μg Cl/ml）5.0ml，置50ml纳氏比色管中，加稀硝酸10ml，加丙酮使成40ml，摇匀，即得对照溶液。于供试品溶液与对照溶液中，分别加入硝酸银试液1.0ml，用水稀释使成50ml，摇匀，在暗处放置5min，同置黑色背景上，从比色管上方向下观察，供试品溶液与对照溶液比较，不得更浓（0.01%）。

②残留溶剂：照残留溶剂测定法（《中国药典》2020年版四部通则0861第二法）测定（附注4-1-7）。

内标溶液　取无水乙醇适量，精密称定，用N,N-二甲基甲酰胺（DMF）稀释并制成每1ml中约含无水乙醇0.1mg的溶液。

供试品溶液　取本品适量，精密称定，加内标溶液溶解并定量稀释制成每1ml中约含那格列奈0.2g的溶液。

对照品溶液　取甲醇、丙酮、二氯甲烷、三氯甲烷、吡啶各适量，分别精密称定，用内标溶液定量稀释制成每1ml中分别含0.6mg、1.0mg、0.12mg、0.012mg、0.04mg的混合溶液。

色谱条件　以5%苯基甲基聚硅氧烷为固定液的毛细管柱为色谱柱，起始温度为35℃，维持5min，再以每分钟10℃升温至200℃，维持5min；进样口温度为280℃；检测器温度为280℃；进样体积1μl。

系统适用性要求　对照品溶液色谱图中，甲醇、丙酮、二氯甲烷、三氯甲烷、吡啶及内标各相邻色谱峰之间的分离度均应符合要求。

测定法　精密量取供试品溶液与对照品溶液，分别注入气相色谱仪，记录色谱图。

限度　按内标法以峰面积计算。甲醇、丙酮、二氯甲烷、三氯甲烷、吡啶的残留量均应符合规定。

③干燥失重：取本品约1g，置与供试品相同条件下干燥至恒重的扁形称量瓶中，精密称定，在105℃干燥至恒重，减失重量不得过0.5%。

④炽灼残渣：取本品1.0g，置已炽灼至恒重的坩埚中，精密称定，缓缓炽灼至完全炭化，放冷；加硫酸0.5~1ml使湿润，低温加热至硫酸蒸气除尽后，在500~600℃炽灼使完全灰化，移置干燥器内，放冷，精密称定后，再在500~600℃炽灼至恒重，炽灼残渣不得过0.1%（附注4-1-8）。

⑤重金属：取炽灼残渣项下遗留的残渣，加硝酸0.5ml，蒸干，至氧化氮蒸气除尽后，放冷，加盐酸2ml，置水浴上蒸干后加水15ml，滴加氨试液至对酚酞指示液显微粉红色，再加醋酸盐缓冲液（pH 3.5）2ml，微热溶解后，移置纳氏比色管中，加水稀释成25ml，作为乙管；另加醋酸盐缓冲液（pH 3.5）2ml与水15ml置瓷皿中，微热溶解后，移置纳氏比色管中，加标准铅溶液（10μg Pb/ml）2ml，再用水稀释成25ml，作为甲管；再在甲、乙两管中分别加硫代乙酰胺试液各2ml，摇匀，放置2min，同置白纸上，自上向下透视，乙管中显出的颜色与甲管比较，不得更深。含重金属不得过百万分之二十。

（2）药物中特殊杂质的检查

①有关物质：照高效液相色谱法（《中国药典》2020年版四部通则0512）测定。

供试品溶液　取本品适量，精密称定，加流动相使溶解并稀释制成每1ml中约含0.5mg的溶液。

附注4-1-7　供试品中的未知杂质或其挥发性热降解物可能对残留溶剂的测定产生干扰。干扰作用包括在测定的色谱系统中未知杂质或其挥发性热降解物与待测物的保留值相同（共出峰）；或热降解产物与待测物的结构相同（如甲氧基热裂解产生甲醇）。当测定的有机溶剂残留量超出限度，但未能确定供试品中是否有未知杂质或其挥发性热降解物对测定有干扰作用时，应通过实验排除干扰作用的存在。对第一类干扰作用，通常采用在另一种极性相反的色谱柱系统中对相同样品再进行测定，比较不同色谱系统中测定的结果。如二者结果一致，则可以排除测定中有共出峰的干扰；如二者结果不一致，则表明测定中有共出峰的干扰。对第二类干扰作用，通常要通过测定已知不含该溶剂的对照样品来加以判断。

附注4-1-8　炽灼残渣如需留作重金属检查，炽灼温度必须控制在550℃±50℃。

对照品溶液 精密量取供试品溶液1ml，置500ml量瓶中，用流动相稀释至刻度，摇匀。

色谱条件 用十八烷基硅烷键合硅胶为填充剂；以磷酸盐缓冲液（取磷酸二氢钾4.08g，加水800ml使溶解，加三乙胺10ml，用磷酸调节pH至4.0，加水至1000ml）−乙腈−甲醇（32：51：17）为流动相；检测波长为210nm；柱温30℃；进样体积10μl。

系统适用性要求 理论板数按那格列奈峰计算不低于6000。

测定法 精密量取供试品溶液与对照溶液，分别注入液相色谱仪，记录色谱图至主成分峰保留时间的2倍。

限度 供试品溶液色谱图中如有杂质峰，单个杂质峰面积不得大于对照溶液主峰面积（0.2%），各杂质峰面积的和不得大于对照溶液主峰面积的5倍（1.0%）。

②L−异构体与顺式异构体：照高效液相色谱法（《中国药典》2020年版四部通则0512）测定。

供试品溶液 取本品适量，精密称定，加流动相使溶解并稀释成每1ml中约含1mg的溶液。

对照品溶液 精密量取供试品溶液适量，用流动相定量稀释制成每1ml中含10μg的溶液。

系统适用性溶液 取那格列奈、L−异构体、顺式异构体各适量，加流动相溶解并稀释制成每1ml中约含上述三种化合物分别为1mg、0.01mg、0.01mg的溶液。

色谱条件 采用手性色谱柱（KR100-CHI-TBB，4.6mm×250mm，或效能相当的色谱柱）；以正己烷−异丙醇−冰醋酸（95：5：0.2）为流动相；检测波长为258nm；流速为0.6ml/min；进样体积20μl。

系统适用性要求 理论板数按那格列奈峰计算不低于8000。系统适用性溶液色谱图中那格列奈峰与L−异构体峰之间的分离度应符合要求。

测定法 精密量取供试品溶液与对照溶液，分别注入液相色谱仪，记录色谱图。

限度 供试品溶液色谱图中如有与L−异构体峰和顺式异构体峰保留时间一致的色谱峰，其峰面积均不得大于对照溶液主峰面积（1.0%）。

4. 含量测定

测定法 取本品约0.5g，精密称定，加中性乙醇50ml溶解（附注4-1-9），加酚酞指示液2滴，用氢氧化钠滴定液（0.1mol/L）滴定。每1ml的氢氧化钠滴定液（0.1mol/L）相当于31.74mg的$C_{19}H_{27}NO_3$。

限度 按干燥品计算，含$C_{19}H_{27}NO_3$不得少于99.0%。

（二）那格列奈片剂（30mg规格）的制备和质量控制

【实验材料】

处方（30mg）100片

成分	加入量	处方分析
那格列奈	30g	主药
微晶纤维素	100g	填充剂
羟丙甲纤维素	2.5g	黏合剂
二氧化硅	1.5g	助流剂
羧甲基淀粉钠（内加）	13g	崩解剂
羧甲基淀粉钠（外加）	22g	崩解剂
硬脂酸镁	0.2g	润滑剂

附注4-1-9 由于乙醇对酚酞指示液显酸性，可消耗氢氧化钠滴定液而使测定结果偏高。因此，乙醇在使用前应用氢氧化钠中和至对酚酞指示液显中性。

【工艺流程】

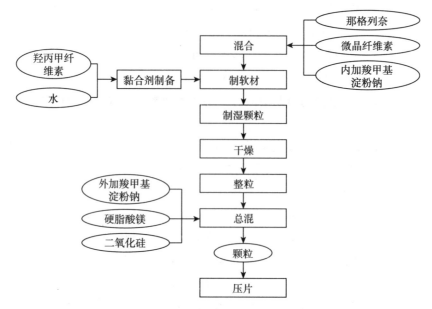

【实验方法】

1.制备工艺

将羟丙甲纤维素配制成质量浓度为2%的水溶液，备用。

称取处方量的那格列奈（附注4-2-1）、微晶纤维素和内加羧甲基淀粉钠，混匀（附注4-2-2），加入适量2%的羟丙甲纤维素水溶液，混合制成软材，使之手握成团，触之即散（附注4-2-3）。过16目筛制粒，湿颗粒于60℃烘箱中干燥后（附注4-2-4），抖动过16目筛整粒，再加入外加羧甲基淀粉钠、硬脂酸镁、二氧化硅（附注4-2-5）混合均匀，利用单冲压片机进行压片（附注4-2-6），即得那格列奈片，每片含那格列奈30mg。

2.质量检查

（1）重量差异 照《中国药典》2020年版四部通则"0101 片剂"项下规定，取供试品20片，精密称定总重量，求得平均片重后，再分别精密称定每片的重量，每片重量与平均片重比较（凡无含量测定的片剂或有标示片重的中药片剂，每片重量应与标示片重比较），按表4-1中的规定，超出重量差异限度的不得多于2片，并不得有1片超出限度1倍。

表4-1 装量差异限度要求

平均片重或标示片重	重量差异限度
0.30g以下	±7.5%
0.30g及0.30g以上	±5%

附注 4-2-1 那格列奈有两种晶型：H 晶型和 B 晶型。多晶型物质在有机溶剂、机械研磨的因素下会发生晶型的转变，在制备时要注意主药的稳定性是否受到影响。

附注 4-2-2 压片所用原料一般应先经过粉碎、过筛和混合等操作。小剂量药物与辅料混合时，常采用逐级稀释法并反复过筛、混合以确保混合均匀。

附注 4-2-3 黏合剂用量要恰当，使软材达到以手握之可成团块、手指轻压时又能散裂而不成粉状为度。再将软材挤压过筛，制成所需大小的颗粒，颗粒应以无长条、块状和过多的细粉为宜。

附注 4-2-4 湿颗粒应根据主药和辅料的性质，以适宜温度尽快干燥。干燥后颗粒往往结团黏连，需过筛整粒，也可加入润滑剂同时整粒并混匀。

附注 4-2-5 那格列奈溶解性差，吸附、黏结性强，存在静电作用，将主药干颗粒和微粉硅胶混合的目的是消除静电的影响。

附注 4-2-6 在压片过程中须经常检查药片质量（片重、硬度、表面光洁度等），及时调整。

（2）脆碎度

①测定装置：照《中国药典》2020年版四部通则"0923　片剂脆碎度检查法"，采用片剂脆碎度检查仪检查脆碎度。检查仪的主要结构为内径约为286mm，深度为39mm，内壁抛光，一边可打开的透明耐磨塑料圆筒。筒内有一自中心轴套向外壁延伸的弧形隔片（内径为80mm±1mm，内弧表面与轴套外壁相切），使圆筒转动时，片剂产生滚动。圆筒固定于同轴的水平转轴上，转轴与电动机相连，转速为（25±1）转/分。每转动一圈，片剂滚动或滑动至筒壁或其他片剂上。

②检查法：片重为0.65g或以下者取若干片，使其总重约为6.5g；片重大于0.65g者取10片。用吹风机吹去片剂脱落的粉末，精密称重，置圆筒中，转动100次。取出，同法除去粉末，精密称重，减失重量不得过1%，且不得检出断裂、龟裂及粉碎的片。本试验一般仅做1次。如减失重量超过1%时，应复测2次，3次的平均减失重量不得过1%，并不得检出断裂、龟裂及粉碎的片。

（3）崩解时限

①测定装置：照《中国药典》2020年版四部通则"0921　崩解时限检查法"，采用升降式崩解仪。崩解仪的主要结构为一能升降的金属支架与下端镶有筛网的吊篮，并附有挡板。升降的金属支架上下移动距离为55mm±2mm，往返频率为每分钟30~32次。

吊篮　玻璃管6根，管长77.5mm±2.5mm，内径21.5mm，壁厚2mm；透明塑料板2块，直径90mm，厚6mm，板面有6个孔，孔径26mm；不锈钢板1块（放在上面一块塑料板上），直径90mm，厚1mm，板面有6个孔，孔径22mm；不锈钢丝筛网1张（放在下面一块塑料板下），直径90mm，筛孔内径2.0mm；以及不锈钢轴1根（固定在上面一块塑料板与不锈钢板上），长80mm。

挡板　为一平整光滑的透明塑料块，相对密度1.18~1.20，直径20.7mm±0.15mm，厚9.5mm±0.15mm；挡板共有5个孔，孔径2mm，中央1个孔，其余4个孔距中心6mm，各孔间距相等；挡板侧边有4个等距离的V形槽，V形槽上端宽9.5mm，深2.55mm，底部开口处的宽与深度均为1.6mm。

②检查法：将吊篮通过上端的不锈钢轴悬挂于支架上，浸入1000ml烧杯中，并调节吊篮位置使其下降至低点时筛网距烧杯底部25mm，烧杯内盛有温度为37℃±1℃的水，调节水位高度使吊篮上升至高点时筛网在水面下15mm处，吊篮顶部不可浸没于溶液中。

除另有规定外，取供试品6片，分别置上述吊篮的玻璃管中，启动崩解仪进行检查，各片均应在15min内全部崩解。如有1片不能完全崩解，应另取6片复试，均应符合规定。

（4）溶出度

①测定装置：照《中国药典》2020年版四部通则"0931　溶出度与释放度测定法"，第二法（桨法）测定。

搅拌桨　搅拌桨的下端及桨叶部分可涂适当的惰性材料（如聚四氟乙烯），桨杆对称度（即桨轴左侧距桨叶左边缘距离与桨轴右侧距桨叶右边缘距离之差）不得超过0.5mm，桨轴和桨叶垂直度90°±0.2°；桨杆旋转时，桨轴与溶出杯的垂直轴在任一点的偏差均不得大于2mm；搅拌桨旋转时，两点的摆动幅度不得超过0.5mm。

溶出杯　一般由硬质玻璃或其他惰性材料制成的底部为半球形的1000ml杯状容器，内径为102mm±4mm（圆柱部分内径最大值和内径最小值之差不得大于0.5mm），高为185mm±25mm；溶出杯配有适宜的盖子，盖上有适当的孔，中心孔为搅拌桨的位置，其他孔供取样或测量温度用。溶出杯置恒温水浴或其他适当的加热装置中。

桨轴与电动机相连，由速度调节装置控制电动机的转速，使桨轴的转速在各品种项下规定转速的±4%范围之内。运转时整套装置应保持平稳，均不能产生明显的晃动或振动（包括装置所处的环境）。

桨杆旋转时，桨轴与溶出杯的垂直轴在任一点的偏差均不得大于2mm；搅拌桨旋转时A、B两点的摆动幅度不得超过0.5mm。

仪器一般配有6套以上测定装置。

②测定法

溶出条件　以磷酸盐缓冲液（pH 6.8）900ml溶出介质，转速为每分钟75转，依法操作，经30min时取样（附注4-2-7）。

供试品溶液　取溶出液适量，滤过，取续滤液。

对照品溶液　取那格列奈对照品适量，精密称定，加乙腈适量（不超过总体积的5%）使溶解，用溶出介质定量稀释制成与供试品溶液浓度相当的溶液。

色谱条件、系统适用性要求及测定法　见含量测定项下。计算每片的溶出量。

限度　标示量的75%，应符合规定。

（5）有关物质　照《中国药典》2020年版四部通则"0512　高效液相色谱法"进行。

供试品溶液　取本品10片，精密称定，研细，精密称取细粉适量（约相当于那格列奈70mg），置100ml量瓶中，加55%乙腈溶液适量，振摇30min使那格列奈溶解，用55%乙腈溶液稀释至刻度，摇匀，滤过，取续滤液。

对照溶液　精密量取供试品溶液1ml，置500ml量瓶中，用55%乙腈溶液稀释至刻度，摇匀。

色谱条件　用十八烷基硅烷键合硅胶为填充剂；以乙腈–0.05%三氟乙酸（60∶40）为流动相；检测波长为210nm；柱温30℃；进样体积10μl。

系统适用性要求　理论板数按那格列奈峰计算不低于4000，那格列奈峰的拖尾因子不得大于1.8。

测定法　精密量取供试品溶液与对照溶液，分别注入液相色谱仪，记录色谱图至供试品溶液主峰保留时间的4倍。

限度　供试品溶液色谱图中如有杂质峰，单个杂质峰面积不得大于对照溶液主峰面积（0.2%），各杂质峰面积的和不得大于对照溶液主峰面积的5倍（1.0%）。

（6）含量测定　照《中国药典》2020年版四部通则"0512　高效液相色谱法"进行。

色谱条件　以十八烷基硅烷键合硅胶为填充剂；以乙腈–0.05%三氟乙酸（60∶40）为流动相；检测波长为210nm；柱温30℃；进样体积10μl。

对照品溶液　取那格列奈对照品约35mg，精密称定，置50ml量瓶中，加55%乙腈溶液适量，振摇使溶解并稀释至刻度，摇匀。

供试品溶液　取本品10片，精密称定，研细，精密称取细粉适量（约相当于那格列奈70mg），置100ml量瓶中，加55%乙腈溶液适量，振摇30min使那格列奈溶解，用55%乙腈溶液稀释至刻度，摇匀，滤过，取续滤液。

系统适用性要求　理论板数按那格列奈峰计算不低于4000，那格列奈峰的拖尾因子不得大于1.8。

测定法　精密量取供试品溶液与对照品溶液，分别注入液相色谱仪，记录色谱图。按外标法以峰面积计算。

限度　本品含那格列奈（$C_{19}H_{27}NO_3$）应为标示量的90.0%～110.0%。

附注4-2-7　溶出度检查时，在规定的取样时间，应在仪器开动的情况下取样。应在1min以内完成自6杯内的取样。在多次取样时，所量取溶出介质的体积之和应在溶出介质的1%之内，如超过总体积的1%时，应及时补充相同体积的温度为37℃±0.5℃的溶出介质，或在计算时加以校正。测定时，除另有规定外，每个溶出杯中只允许投入供试品1片（粒、袋），不得多投。并应注意投入杯底中心位置。

（三）那格列奈降血糖药效学实验

【实验原理】

那格列奈是一种口服非磺酰脲类促胰岛素分泌剂，可以刺激胰腺释放胰岛素使血糖快速降低，临床上主要用于2型糖尿病患者。该药可以通过与不同的受体结合，阻断胰岛B细胞上ATP敏感性的K^+通道（K_{ATP}），使B细胞去极化，进而开放钙离子通道，增加钙内流，从而促进胰岛素分泌，使血糖快速降低。那格列奈对正常人和胰岛功能尚未完全丧失的糖尿病患者有降血糖作用，但对胰岛功能完全丧失或切除胰腺的动物则无作用。本实验通过试剂盒法测定大鼠给药前后血糖，探究那格列奈的降糖作用。

【实验材料】

1. **动物**　Wistar大鼠2只，体重180~220g。
2. **仪器**　毛细管、灌胃针、鼠笼、天平、葡萄糖试剂盒。
3. **试剂**　0.75%那格列奈溶液、生理盐水。

【实验方法】

（1）大鼠禁食不禁水8h。

（2）称取大鼠体重，将大鼠随机分为甲乙两组，眼眶静脉丛连续穿刺取血0.5~1ml（附注4-3-1）。取血时用左手从背部抓住大鼠，用食指和拇指握住两耳之间的头部皮肤使头固定，并轻轻向下压迫颈部两侧，引起头部静脉血液回流困难，使眼球充分突出。右手持预先浸入1%的肝素溶液并干燥的毛细管，将其尖端从内侧插入眼睑和眼球后，轻轻向底部方向移动，深4~5mm，略加捻转，用1.5ml离心管收集血液，静置于冰上。

（3）甲组灌胃给药那格列奈37.5mg/kg（0.5ml/100g），乙组给予等量的生理盐水。给药后于1，3，6，9，12h眼眶静脉丛连续穿刺取血0.5~1ml，用1.5ml离心管收集血液，静置于冰上。

（4）收集的血液静置约1h后，置于离心机上，温度4℃转速3500r/min离心10min，分离血清，用葡萄糖试剂盒检测大鼠血糖水平。

（5）结果处理

表4-2　那格列奈的降糖作用

组别	体重（g）	给药量（mg/kg）	大鼠血糖（mmol/L）					
			给药前	给药后				
				1h	3h	6h	9h	12h
甲鼠								
乙鼠								

计算不同时间大鼠给药前后血糖变化，甲乙两鼠进行比较。

计算某一时间血糖下降均值与标准差，进行统计检验。以时间为横坐标，血糖下降度为纵坐标，画出时程反应图。

（四）那格列奈在大鼠肝脏微粒体中的代谢

【实验原理】

那格列奈与磺酰脲类降糖药相比，起效更快，作用时间更短，可以有效地防止空腹低血糖和餐

附注4-3-1　眼眶静脉丛取血时，保证毛细管口平整，动作轻柔，以免造成眼球破裂。

后高血糖的发生。药物代谢动力学研究显示那格列奈具有吸收迅速、生物利用度高（72%~90%）和首过效应低的特点。那格列奈在人肝脏中主要依赖CYP2C9代谢（约96%），少部分依赖CYP3A4代谢（约4%）。而大鼠的CYP2C11和CYP3A1/2分别与人CYP2C9和CYP3A4同源。那格列奈在人体中62%~66%转化为主要代谢物M1，化学名为 N-[反式-4-(1-羟基-甲基乙基)环己烷羰基]-D-苯丙氨酸。

【实验材料】

1. 试剂 那格列奈、非那西丁、盐酸、磷酸盐缓冲液、葡萄糖-6-磷酸脱氢酶(G-6PDH)、β-NADP$^+$、葡萄糖-6-磷酸(G-6-P)、乙酸乙酯、超纯水、甲醇、乙腈。

2. 仪器 液相色谱-质谱联用系统、十万分之一精密天平、台式高速冷冻离心机、恒温水浴锅、氮气吹干仪。

3. 其他材料 大鼠肝微粒体、1.5ml EP管、2ml EP管、可调量程移液器、烧杯、容量瓶等。

【实验方法】

1. 大鼠肝微粒体的制备

制备大鼠肝微粒体采用差速离心法。大鼠异氟烷麻醉后股动脉放血处死，冰上称取3g肝脏，加入9ml冰0.1M PBS用玻璃匀浆器在冰水浴中匀浆。4℃ 9000g离心20min，移取上层清液转入超高速离心管，4℃ 10^5g离心1h。小心倾去上层清液，沉淀用2ml含有30%甘油的冰PBS吹打重悬。随后用BCA试剂盒测定微粒体蛋白浓度，分装后置于-80℃储存。

2. 代谢产物生成实验

微粒体温孵体系（终浓度）包含：不同浓度的那格列奈（2.5、5、10、20、40、80、160μmol/L），大鼠肝微粒体（0.2mg/ml）与NADPH再生体系。

NADPH再生体系（终浓度）包含：G-6PDH（1U/ml）、β-NADP$^+$（0.5mmol/L）、MgCl$_2$（5mmol/L）、G-6-P（10mmol/L）（附注4-4-1）。

肝微粒体温孵总体积为200μl，取大鼠肝微粒体悬液40μl于2ml EP管中，加入底物40μl，最后用80μl PBS补足，混匀，以上操作均在冰水浴终进行，37℃水浴预温孵5min。与此同时NADPH再生系统也在37℃预温孵5min。5min后，向微粒体混合液中加入NADPH再生系统40μl启动反应，继续温孵10min后，加入40μl HCl（1mol/L）终止反应，随后测定微粒体温孵体系中代谢物M1的浓度。以那格列奈温孵浓度为横坐标，生成M1的速率为纵坐标作图，根据Michaelis-Menten方程 $V=V_{max} \times S/（K_m+S）$（$V$：酶反应速率；$S$：底物浓度；$V_{max}$：最大反应速率；$K_m$，米氏常数）拟合酶动力学曲线，得到 V_{max} 与 K_m 值，并根据公式 $CL_{int-M1}=V_{max}/K_m$ 计算那格列奈以M1形式清除的内在清除率（CL_{int-M1}）。

3. 那格列奈代谢产物M1的测定

（1）标准曲线及内标储备液的制备 精密称取5.0mg代谢物M1，加入甲醇溶解并定容至10ml，得到0.5mg/ml代谢物M1储备液。取100μl 0.5mg/ml代谢物M1储备液和900μl甲醇于1.5ml离心管中，涡旋混匀，得到50μg/ml代谢物M1的标准曲线储备液；取500μl 50μg/ml代谢物M1的标准曲线储备液及500μl甲醇于1.5ml离心管中，涡旋混匀，得到25μg/ml代谢物M1的标准曲线储备液；取500μl 25μg/ml代谢物M1的标准曲线储备液及500μl甲醇于1.5ml离心管中，涡旋混匀，得到12.5μg/ml代谢物M1的标准曲线储备液；按此方法依次稀释得到6.25、3.125、1.56、0.78、0.39μg/ml的标准曲线储备液。

精密称取5.0mg非那西丁，加入甲醇溶解并定容至10ml，得到0.5mg/ml非那西丁储备液。取10μl 0.5mg/ml非那西丁储备液及990μl甲醇于1.5ml离心管中，涡旋混匀，得到5μg/ml非那西丁储备液；取

附注4-4-1 G-6PDH、β-NADP$^+$、G-6-P在室温不稳定，应放置于冰上。

100μl 5μg/ml非那西丁储备液及900μl甲醇于1.5ml离心管中，涡旋混匀，得到0.5μg/ml非那西丁储备液。

（2）样品处理　取10μl各浓度标准曲线储备液于1.5ml离心管中，在氮气下挥干，使用100μl灭活的微粒体悬液复溶，得到浓度为5、2.5、1.25、0.625、0.3125、0.156、0.078、0.039μg/ml的标准曲线溶液，另取100μl微粒体温敷样品于1.5ml离心管中。向100μl标准曲线溶液及微粒体温敷样品溶液中分别加入20μl盐酸（1mol/L）和10μl非那西丁（0.5μg/ml）内标，混匀后加入1ml乙酸乙酯并涡旋混匀10min。10000r/min离心10min后，转移上清800μl至另一新1.5ml心管中，用氮气流吹干。随后用60%的乙腈100μl复溶，涡旋10min后，18000r/min离心10min。移取80μl转入含有内衬管的进样瓶，进样量2μl。

（3）LC/MS条件

色谱条件　采用Shim-pack ODS C18柱（5μm，2.0mm×250mm，日本Shimadzu公司），柱温40℃。流动相A为0.1%的甲酸，流动相B为乙腈。采用梯度洗脱：首先，B相保持36%；7.5min后，B相提升至68%；15min时，B相再降至36%直到检测结束。

质谱条件　加热模块温度300℃，DL管温度250℃，雾化气流速1.5L/min，干燥气流速15L/min。检测离子［M+H］$^+$的质荷比分别为：代谢物M1 m/z 334.1、内标非那西丁 m/z 180.1。

（4）结果分析　求算代谢物M1及内标非那西丁的色谱峰面积A_s及A_i，计算A_s/A_i。以标准品的A_s/A_i为因变量，标准品的浓度C为自变量，利用最小二乘法（$1/C^2$加权）作线性回归，即得到代谢物M1的标准曲线。将微粒体样品的A_s/A_i带入标准曲线，即可求得微粒体样品中代谢物M1的浓度，根据微粒体温敷时间及微粒体蛋白的浓度求算M1的生成速率V_{M1}，V_{M1}的单位为nmol/mg protein/min。

以M1生成速率的倒数$\dfrac{1}{V_{M1}}$为纵坐标，M1底物浓度$\dfrac{1}{S_{M1}}$为横坐标，使用双倒数作图法求算米氏方程，得到方程$\dfrac{1}{V_{M1}}=\dfrac{K_m}{V_{max}}\times\dfrac{1}{S_{M1}}+\dfrac{1}{V_{max}}$，斜率为$\dfrac{K_m}{V_{max}}$，截距为$\dfrac{1}{V_{max}}$。

根据公式$CL_{int-M1,\,in\,vivo}=\dfrac{V_{max}}{K_m}$求算以生成M1形式清除的体外内在清除率，根据公式$CL_{int-M1,\,in\,vivo}=CL_{int-M1,\,in\,vitro}\times SF$将体外清除率换算成在体内在清除率（$SF$为比放因子，等于每1g肝中的微粒体蛋白量肝重，对于250g的大鼠其数值为450）。

3.底物消耗实验

微粒体温孵体系包含：那格列奈（2μmol/L）、大鼠肝微粒体（1mg/ml）与NADPH再生体系。

肝微粒体温孵总体积为200μl，取大鼠肝微粒体悬液40μl于2ml EP管中，加入底物40μl，最后用80μl PBS补足，混匀，以上操作均在冰水浴终进行，37℃水浴预温孵5min。与此同时NADPH再生系统也在37℃预温孵5min。5min后，向微粒体混合液中加入NADPH再生系统40μl启动反应，分别在0、2、5、10、15、20、30、40min加入40μl HCl（1mol/L）终止反应。随后测定微粒体温孵体系中那格列奈的浓度。以时间作为横坐标，以那格列奈浓度的对数作为纵坐标作图，用最小二乘法作线性回归，得到斜率（k）。根据公式$CL_{int}=k/C_{mic}$（C_{mic}：微粒体蛋白浓度）计算那格列奈的内在总清除率（CL_{int}，intrinsic clearance）。

4.肝微粒体温孵体系中那格列奈浓度的测定

（1）那格列奈标准曲线储备液的制备　精密称取5.0mg那格列奈，加入甲醇溶解并定容至10ml，得到0.5mg/ml那格列奈储备液。取160μl 0.5mg/ml那格列奈储备液和840μl甲醇于1.5ml离心管中，涡旋混匀，得到80μg/ml那格列奈的标准曲线储备液；取500μl 80μg/ml那格列奈的标准曲线储备液及500μl甲醇于1.5ml离心管中，涡旋混匀，得到40μg/ml那格列奈的标准曲线储备液；取500μl 40μg/ml那格列奈的标准曲线储备液及500μl甲醇于1.5ml离心管中，涡旋混匀，得到20μg/ml那格列奈的标准曲线储备液；按此方法依次稀释得到10、5、2.5、1.25、0.625μg/ml的标准曲线储备液。

（2）样品处理　取10μl各浓度标准曲线储备液于1.5ml离心管中，在氮气下挥干，使用100μl灭活的微粒体悬液复溶，得到浓度为8、4、2、1、0.5、0.25、0.125、0.0625μg/ml的标准曲线溶液，另取100μl微粒体温孵样品于1.5ml离心管中。向100μl标准曲线溶液及微粒体温孵样品溶液中分别加入20μl盐酸（1mol/L）和10μl非那西丁（0.5μg/ml）内标，混匀后加入1ml乙酸乙酯并涡旋混匀10min。10000r/min离心10min后，转移上清800μl至另一新1.5ml离心管中，用氮气流吹干。随后用60%的乙腈100μl复溶，涡旋10min后，18000r/min离心10min。移取80μl转入含有内衬管的进样瓶，进样量2μl。

（3）LC-MS条件

色谱条件　采用Shim-pack ODS C18柱（5μm，2.0mm×250mm，日本Shimadzu公司），柱温40℃。流动相A为0.1%的甲酸，流动相B为乙腈。采用梯度洗脱：首先，B相保持36%；7.5min后，B相提升至68%；15min时，B相再降至36%直到检测结束。

质谱条件　加热模块温度300℃，DL管温度250℃，雾化气流速1.5L/min，干燥气流速15L/min。检测离子[M+H]⁺的质荷比分别为：那格列奈 m/z 318.2、内标非那西丁 m/z 180.1。

（4）结果分析　求算那格列奈及内标非那西丁的色谱峰面积 A_s 及 A_i，计算 A_s/A_i。以标准品的 A_s/A_i 为因变量，标准品的浓度 C 为自变量，利用最小二乘法（$1/C^2$ 加权）作线性回归，即得到那格列奈的标准曲线。将微粒体样品的 A_s/A_i 带入标准曲线，即可求得微粒体样品中那格列奈的浓度。

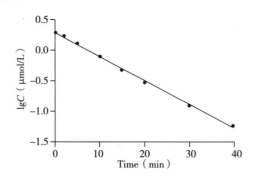

以时间作为横坐标，那格列奈浓度的对数为纵坐标作图，作线性回归，得到斜率 k。根据公式：

$$CL_{\text{int-sub, in vivo}} = \frac{k}{C_{\text{mic}}}$$

（C_{mic}：微粒体蛋白浓度）计算那格列奈的体外内在总清除率 $CL_{\text{int-sub, in vivo}}$。根据公式 $CL_{\text{int-sub, in vivo}} = CL_{\text{int-sub, in vitro}} \times SF$ 将体外清除率换算成在体内在清除率（SF 为比放因子，等于每1g肝中的微粒体蛋白量×肝重，对于250g的大鼠其数值为450）（附注4-4-2）。

◆ 四、思考题

1.在合成那格列奈过程中，DCC在缩合中发挥什么作用？可否用其他试剂替代？

2.有关物质检查中，流动相的磷酸盐缓冲液调节pH至4.0的目的是什么？三乙胺的作用是什么？

3.L-异构体与顺式异构体的来源是什么？

4.压制片剂时为何大多数药物需要先进行整粒？

5.有关物质检查时，流动相中加入三氟乙酸的作用是什么？

6.那格列奈与磺脲类药物降血糖的药理作用机制有何异同？

7.除测定那格列奈的消耗量，还有什么方法可以表征那格列奈在肝脏微粒体中的代谢？

附注4-4-2　计算清除率时需要注意换算单位。

◆　五、参考文献

［1］王雪莹.那格列奈的生产及多晶型研究进展［J］.山西化工，2017，37（1）：20-22.

［2］CAS Registry Number：105816-04-4，CAS（Chemical Abstract Service）［EB/OL］. https：// scifinder-n.cas.org/searchDetail/substance/64d1eec485aac340ce264b42/substanceDetails.

［3］尤启冬.药物化学实验与指导［M］.2版.北京：中国医药科技出版社，2021.

［4］江苏万邦生化医药股份有限公司.那格列奈片及其制备方法：CN200910054911.1［P］2009-12-30.

［5］孙建绪，武晓玉，高永良.那格列奈片的制剂学研究［J］.中国药物应用与监测，2005（01）：54-56.

［6］西南药业股份有限公司.那格列奈片及其制备方法：CN201210309030.1［P］2012-12-12

［7］梁泉.慢性胰腺炎与胰岛B细胞K_{ATP}通道相关性研究［D］.天津医科大学，2008：54-56.

［8］秦华，金华.新型2型糖尿病治疗药那格列奈［J］.中国新药与临床杂志，2002（01）：43-46.

［9］El-Batran SA，Abdel-Salam OM，Nofal SM，et al. Effect of rosiglitazone and nateglinide on serum glucose and lipid profile alone or in combination with the biguanide metformin in diabetic rats［J］. Pharmacol Res，2006，53（1）：69-74.

［10］Xu F，Zhu L，Qian C，et al. Impairment of intestinal monocarboxylate transporter 6 function and expression in diabetic rats induced by combination of high-fat diet and low dose of streptozocin：Involvement of butyrate-PPAR γ activation［J］. Drug Metab Dispos，2019，47（6）：556-566.

实验五 艾瑞昔布及其软膏剂

◆ **一、实验目的**

1. 掌握艾瑞昔布的工业化合成方法。
2. 熟悉艾瑞昔布的常用剂型,掌握软膏剂的处方工艺及制备流程。
3. 熟悉艾瑞昔布原料药和制剂的含量测定方法。
4. 掌握艾瑞昔布的抗炎活性评价方法。
5. 熟悉艾瑞昔布体内代谢特点。

◆ **二、药物简介**

药物名称(中文):艾瑞昔布
药物名称(英文):imrecoxib
化学结构式:

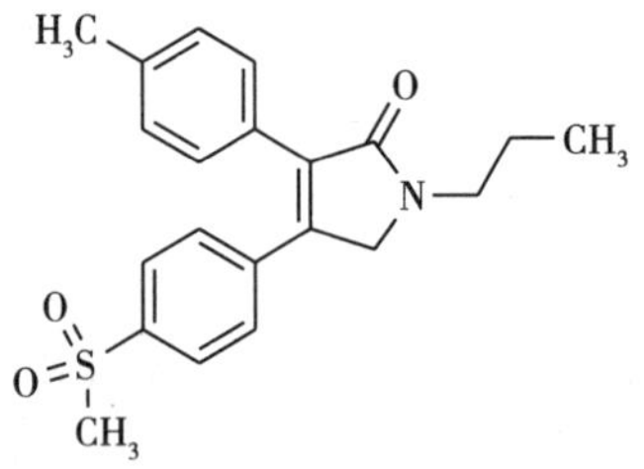

化学名(中文):4-(4-甲磺酰基苯基)-3-(4-甲基苯基)-1-丙基-2,5-二氢-1*H*-吡咯-2-酮
化学名(英文):4-(4-methanesulfonylphenyl)-3-(4-methylphenyl)-1-propyl-2,5-dihydro-1*H*-pyrrol-2-one

艾瑞昔布(imrecoxib)是我国自主研发的一种新型非甾体类抗炎药,能够通过抑制COX-2发挥抗炎作用,属于COX-2中等强度的选择性抑制剂,2011年5月批准上市。原料药为白色结晶,熔点181.5~183℃;溶于甲醇、乙醇等,微溶于水。临床用途:缓解骨关节炎的疼痛症状。常用剂型有胶囊剂等。

◆ **三、实验内容**

(一)原料药的化学合成及质量控制

【实验原理】

本实验以4-甲磺酰基溴代苯乙酮(Ⅰ)为原料,经与对甲基苯乙酸(Ⅱ)成酯(Ⅲ),再在碱性条件下缩合成内酯(Ⅳ),然后用正丙胺胺解得到艾瑞昔布。合成路线如下:

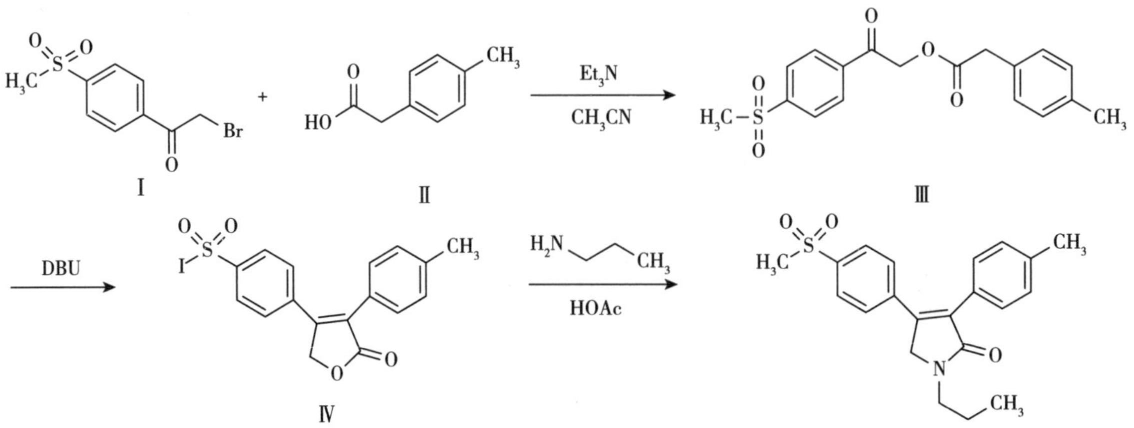

【仪器与试剂】

1.仪器 四颈瓶（250ml）、球形冷凝管、温度计、真空塞、分液漏斗、布氏漏斗、抽滤瓶、茄形瓶、锥形瓶、胶头滴管、烧杯、玻璃棒、恒压滴液漏斗、旋转蒸发器、水浴锅、纳氏比色管、高效液相色谱仪、分析天平、烘箱、马弗炉、扁形称量瓶、坩埚、移液管、量筒、量瓶。

2.试剂 α-溴代甲磺酰苯乙酮、4-甲基苯乙酸、乙腈、三乙胺、乙酸乙酯、正丙胺、醋酸、二氯甲烷、乙醇、艾瑞昔布原料（自制）及其对照品、对氯苯乙酰胺对照品、稀硝酸、稀盐酸、25%氯化钡溶液、标准亚硫酸钾溶液、甲醇、硫酸、1号浊度标准液、标准氯化钠溶液。

【实验方法】

1.化学合成

（1）对甲苯乙酸2-(4-(甲基磺酰基)苯基)-2-氧乙基酯的制备

①原料规格及配比

原料名称	规格	用量	摩尔数	摩尔比
α-溴代甲磺酰苯乙酮	CP	13.9g	0.05	1
4-甲基苯乙酸	CP	7.5g	0.05	1
乙腈	CP	100ml		
三乙胺	CP	19ml	0.135	2.7
乙醇	CP	30ml		
乙酸乙酯	CP	适量		

②实验操作：在装有搅拌、温度计、球形冷凝管和恒压滴液漏斗的250ml四颈瓶中依次加入α-溴代甲磺酰苯乙酮13.9g、4-甲基苯乙酸7.5g和乙腈100ml，于25℃搅拌下滴加三乙胺19ml，加毕，反应液于75℃搅拌2h。反应液冷却后转移到250ml的圆底烧瓶中，浓缩至干，残余物加入乙酸乙酯100ml溶解，有机相用水洗（50ml×3），饱和食盐水洗（50ml×2）。有机相浓缩至干，加入乙酸乙酯10ml，搅拌下加入乙醇30ml（附注5-1-1），冰浴下继续搅拌30min，抽滤得到淡黄色固体10.4g，熔点174~176℃。

（2）4-(4-甲磺酰基苯基)-3-(4-甲基苯基)-2,5-二氢呋喃-2-酮的制备

①原料规格及配比

原料名称	规格	用量	摩尔数	摩尔比
对甲苯乙酸2-(4-（甲基磺酰基）苯基)-2-氧乙基酯	自制	8.0g	0.05	1
乙腈	CP	80ml+40ml		
DBU	CP	7.0g	0.045	

②实验操作：将上述获得的淡黄色固体8.0g加到250ml圆底烧瓶中，加入80ml乙腈，在0℃搅拌下滴加7.0g DBU的乙腈（40ml）溶液（附注5-1-2），0℃下搅拌反应15min（附注5-1-3），将反应液浓缩至干，残余物柱层析纯化，洗脱剂为石油醚/乙酸乙酯=3/1，得淡黄色固体6.8g。

附注 5-1-1 在加入乙酸乙酯和乙醇后，应超声至没有结块，否则在冰浴析出时易包裹杂质。

附注 5-1-2 此溶液应临用新制。

附注 5-1-3 DBU 具有强碱性及腐蚀性，使用时应严格控制反应温度及时间，且避免接触眼睛及皮肤。

（3）艾瑞昔布的制备

①原料规格及配比

原料名称	规格	用量	摩尔数	摩尔比
4-(4-甲磺酰基苯基)-3-(4-甲基苯基)-2,5-二氢呋喃-2-酮	自制	6.0g	0.012	1
正丙胺	CP	15ml	0.12	10
醋酸	CP	10ml	0.12	10
二氯甲烷	CP	适量		
乙醇	CP	30ml		

②实验操作：在装有搅拌器、温度计、回流冷凝管和恒压滴液漏斗的100ml四颈瓶中加入4-(4-甲磺酰基苯基)-3-(4-甲基苯基)-2,5-二氢呋喃-2-酮6.0g和乙醇30ml，滴加正丙胺15ml，氮气保护下于50℃搅拌反应3h，冷却后蒸除溶剂，加入10ml冰醋酸，氮气保护下于120℃搅拌反应3h（附注5-1-4）。反应液冷却后，加水和二氯甲烷各100ml，水相再用二氯甲烷50ml×2萃取，合并有机相，用饱和食盐水50ml×2洗，有机相浓缩，制砂，柱层析，洗脱剂为石油醚/乙酸乙酯=4/1（附注5-1-5），得类白色固体2.55g，熔点181℃~182℃。

2. 结构表征

（1）^{1}H NMR谱图（DMSO-d_6）

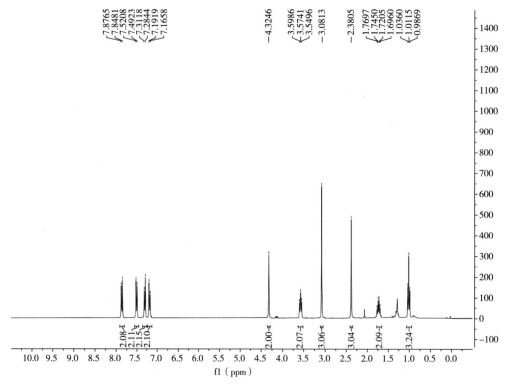

^{1}H NMR（300MHz，Chloroform-d）δ（ppm）：7.86（d，J=8.5Hz，2H），7.51（d，J=8.6Hz，2H），7.30（d，J=8.2Hz，2H），7.18（d，J=7.8Hz，2H），4.32（s，2H），3.57（t，J=7.4Hz，2H），3.08（s，3H），2.38（s，3H），1.73（q，J= 7.4Hz，2H），1.01（t，J=7.4Hz，3H）。

附注5-1-4　此反应需在氮气保护下进行，隔绝空气，避免与空气中的氧气等反应产生杂质。

附注5-1-5　此反应会产生一个与产物艾瑞昔布极性相近的物质，在柱层析纯化时应注意样品点的收集，避免混入杂质。

（2）¹³C NMR谱图（DMSO-d_6）

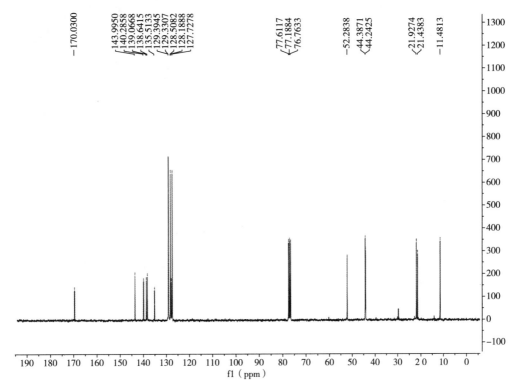

¹³C NMR（75MHz，CDCl₃）δ（ppm）：170.03，144.00，140.30，139.07，138.64，135.51，129.39，129.33，128.51，128.19，127.73，52.28，44.39，44.24，21.93，21.44，11.48。

（3）质谱图

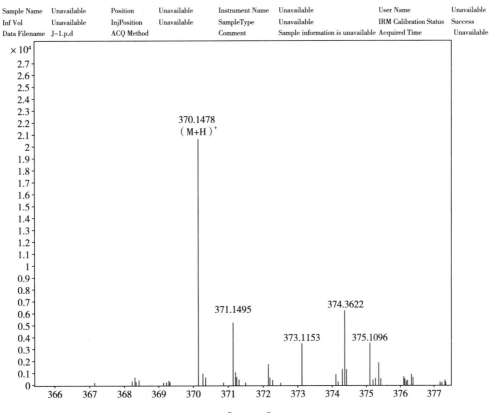

HRMS（ESI-TOF）*m/z* calc'd for C₂₁H₂₃NO₃S［M+H］⁺ 370.1471，found 370.1478。

（4）红外吸收光谱图

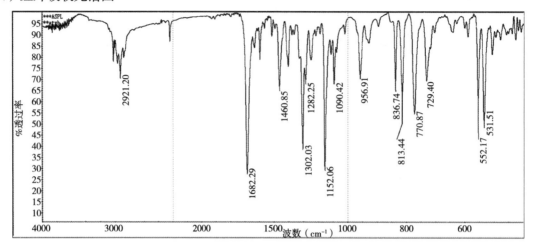

IR（cm⁻¹，KBr film）：2921.20，1682.29，1460.85，1302.03，1282.25，1152.06，1090.42，956.91，836.74，813.44，770.87，729.40，552.17，531.51。

（5）高效液相图

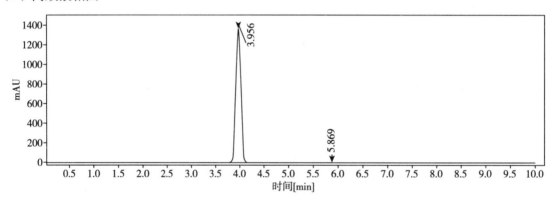

保留时间［min］	类型	峰宽［min］	峰面积	峰高	峰面积%
3.956	VV	0.92	8964.81	1372.48	99.76
5.869	BB	0.37	21.70	2.39	0.24

HPLC t_R = 3.956min，99.76%。

3. 含量测定

照《中国药典》2020年版四部通则"0512 高效液相色谱法"进行。

供试品溶液 取本品适量，加流动相溶解并稀释成每1ml中约含200μg的溶液，摇匀。

对照品溶液 取艾瑞昔布对照品适量，精密称定，加流动相溶解并稀释成每1ml中约含200μg的溶液。

色谱条件 用十八烷基硅烷键合硅胶；以甲醇–水溶液（80∶20）为流动相；检测波长为220nm；进样体积：20μl。

测定法 精密量取供试品溶液与对照品溶液，分别注入液相色谱仪，记录色谱图。按外标法以峰面积计算。

限度 按干燥品计算，含艾瑞昔布不得少于99.0%。

（二）艾瑞昔布软膏剂（20∶0.2规格）的制备与质量控制

【实验材料】

处方（40g用量）

成分	加入量	处方分析
艾瑞昔布	0.4g	主药
硬脂酸甘油酯	2.5g	油相基质
硬脂酸	3.6g	油相基质
白凡士林	4.4g	油相基质
液状石蜡	3.6g	油相基质
甘油	4.4g	保湿剂
十二烷基硫酸钠	0.35g	乳化剂
羟苯乙酯	0.05g	防腐剂
异丙醇	3.2g	溶剂
蒸馏水	17.5g	水相基质

【工艺流程】

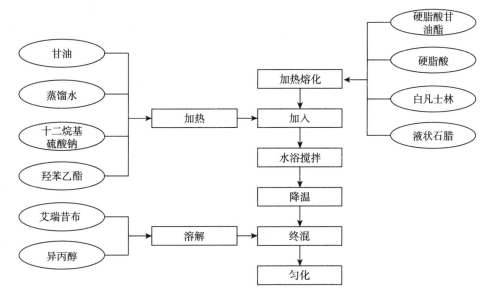

1.制备工艺

取硬脂酸甘油酯、硬脂酸、白凡士林及液状石蜡加热熔化为油相，80℃保温。另将甘油、蒸馏水、十二烷基硫酸钠及羟苯乙酯加热至80℃，溶解为水相。在等温下将水相缓缓倒入油相中，并于水浴上不断搅拌（附注5-2-1），待温度降至40℃左右后，加入艾瑞昔布异丙醇溶液，继续搅拌至乳膏形成（附注5-2-2）。

2.质量检查

（1）物理性质

①外观：软膏和基质的物理外观要求色泽均匀一致，质地细腻，无粗糙感，无污物。

附注5-2-1　采用乳化法制备 W/O 型或 O/W 型乳剂基质时，油相和水相应分别在水浴上加热并保持温度 80℃，然后将水相缓缓加入油相中，边加边不断顺向搅拌。若不是沿一个方向搅拌，往往难以得到合格的乳剂基质。

附注5-2-2　乳剂基质的类型决定与乳化剂的类型、水相与油相的比例等因素。

②熔程：一般软膏剂或乳膏剂的熔程以接近凡士林为宜。由于熔点的测定不易观察清楚，需多次测量取其平均值来评定。

取供试品适量，缓缓搅拌并加热至温度达90~92℃时，放入一平底耐热容器中，使供试品厚度达到12mm±1mm，放冷至较规定的熔点上限高8~10℃；取刻度为0.2℃、水银球长18~28mm、直径5~6mm的温度计（其上部预先套上软木塞，在塞子边缘开一小槽），使冷至5℃后，擦干并小心地将温度计汞球部垂直插入上述熔融的供试品中，直至碰到容器的底部（浸没12mm），随即取出，直立悬置，待黏附在温度计汞球部的供试品表面浑浊，将温度计浸入16℃以下的水中5min，取出，再将温度计插入一外径约25mm、长150mm的试管中，塞紧，使温度计悬于其中，并使温度计汞球部的底端距试管底部约为15mm；将试管浸入约16℃的水浴中，调节试管的高度使温度计上分浸线同水面相平；加热使水浴温度以每分钟2℃的速度升至38℃，再以每分钟1℃的速率升温至供试品的第一滴脱离温度计为止；检读温度计上显示的温度，即可作为供试品的近似熔点。再取供试品，照前法反复测定数次；如前后3次测得的熔点相差不超过1℃，可取3次的平均值作为供试品的熔点；如3次测得的熔点相差超过1℃时，可再测2次，并取5次的平均值作为供试品的熔点。

③刺激性：软膏剂涂于皮肤或黏膜时，不得引起疼痛、红肿或产生斑疹等不良反应。药物和基质引起过敏反应者不宜使用。若软膏的酸碱度不适而引起刺激时，应在基质的精制过程中进行酸碱度处理，使软膏的酸碱度近似中性，一般控制在pH为4.4~8.3。

④流变性：流变性是软膏基质的最基本的物理性质，流变性主要是考察半固体制剂的物理性质如黏度，黏度直接影响半固体制剂的灌装和使用，以及涂抹时对皮肤的涂展性、附着性等。黏度可以采用流变仪和黏度计进行测量，常用的有旋转黏度计、落球黏度计等。

⑤稳定性：包括物理（外观）、化学（含量或效价）和微生物（无菌或微生物限量）稳定性，制剂应无酸败、异臭、变色、变硬和油水分离等变质现象。

乳膏剂应进行耐热、耐寒实验，将供试品分别置于55℃恒温6小时及−15℃放置24h，应无油水分离。

（2）含量测定（附注5-2-3）　照《中国药典》2020年版四部通则"0512　高效液相色谱法"进行。

色谱条件　以十八烷基硅烷键合硅胶为填充剂；以甲醇-水（80∶20）为流动相；检测波长为220nm；进样体积为20μl。

供试品溶液　取含约相当于艾瑞昔布0.1g的软膏剂，置于500ml量瓶中，加水10ml，振摇，加甲醇适量，超声提取15min，放冷至室温，用流动相稀释至刻度，摇匀，滤过。

对照品溶液　取艾瑞昔布对照品约10mg，精密称定，置于50ml量瓶中，加甲醇适量，振摇使溶解，用流动相稀释至刻度，摇匀，即得。

测定法　精密量取供试品溶液与对照品溶液，分别注入液相色谱仪，记录色谱图，按外标法进行含量测定。

限度　本品含艾瑞昔布应为标示量的90.0%~110.0%。

（三）艾瑞昔布抗炎药效学实验

【实验原理】

艾瑞昔布可抑制COX-2的mRNA表达，对急性和慢性炎症均具有良好的治疗作用，有研究表明其可有效缓解膝骨关节炎症状，提高患者生活质量。局部应用角叉菜胶可诱发炎症，使前列腺素合成明

附注5-2-3　含量测定时，由于提取过程容易造成损失和提取不全，因此要注意保证提取率。软膏剂中的基质可污染色谱柱，必要时可以在样品处理时采用冰浴冷却后迅速过滤的方法，使基质完全除去，以减少对色谱柱的损害，并使测定结果更加准确。

显增加，并与血管活性胺类和激肽类一起诱发水肿。本实验通过皮下注射角叉菜胶诱发大鼠足跖肿胀，探究艾瑞昔布的抗炎作用。

【实验材料】

1. **动物**　Wistar大鼠2只，体重120~150g（附注5-3-1），雄性。

2. **仪器**　灌胃针、外径千分尺、鼠笼、天平。

3. **试剂**　0.2%艾瑞昔布溶液（用1%CMC混悬）、1%角叉菜胶（carrageenan用无菌生理盐水配置，冰箱过夜）。

【实验方法】

（1）大鼠禁食不禁水8h。

（2）取大鼠2只，称取大鼠体重，采用随机分组法将大鼠分为甲乙两组。

（3）甲组灌胃给药艾瑞昔布10mg/kg（0.5ml/100g）（附注5-3-2），乙组给予等量的CMC。

（4）给药1h后，用外径千分尺测量大鼠右后足跖厚度（附注5-3-3），然后皮下注射1%角叉菜胶0.1ml致炎。

（5）致炎后1，2，3，4，5h，分别测定并记录大鼠致炎足跖的厚度。

（6）结果处理

表5-1　艾瑞昔布的抗炎作用

组别	体重（g）	给药量（mg/kg）	足跖厚度（mm）					
			给药前	给药后				
				1h	2h	3h	4h	5h
甲鼠								
乙鼠								

计算不同时间大鼠足跖肿胀度。足跖肿胀度=致炎后足跖厚度−致炎前足跖厚度。

计算某一时间的肿胀度均值与标准差，进行统计检验。以时间为横坐标，肿胀度为纵坐标，画出时程反应图。

（四）艾瑞昔布在急性肝损伤大鼠中的药代动力学研究

【实验原理】

肝炎病毒感染、药物使用不当、脂肪肝、自身免疫性肝炎、酒精摄入过量、食物中毒等病理因素均可造成肝损伤，而肝损伤状态可导致多种肝脏代谢酶的下调。例如，肝硬化可导致广泛的细胞色素P450（cytochrome P450，CYP450）酶含量和功能的下降。一些慢性肝损伤疾病也会影响多种CYP酶的功能和表达。严重肝损伤状态下CYP3A、CYP2E1和CYP1A2的表达下调，同时，CYP3A介导的睾酮的6β-羟基化、CYP2E1介导的N,N-二甲基亚硝胺的N-去甲基化和CYP1A2介导的乙氧基异吩噁唑的O-去甲基化反应活性下降。除了参与一相代谢的CYP酶，二相代谢酶和转运体也会受到肝脏疾病的影响。据报道，磺基转移酶1A1、1A3和1E1的活性和蛋白表达与脂肪肝的严重程度有关。在酒精性肝硬化患者的肝脏中，多药耐药相关蛋白2（multi-drug resistant associate protein 2，MRP2，ABCC2）的mRNA和蛋白表达水平下降，相反，乳腺癌耐药蛋白（breast cancer resistant protein，BCRP，ABCG2）的

附注5-3-1　体重120~150g的大鼠对致炎剂最敏感，肿胀度高，差异性小。

附注5-3-2　灌胃给药时，如遇到阻力，可能插入气管，应退出再插，避免将试剂灌入气管至大鼠死亡。大鼠一次给药量不超过2ml。

附注5-3-3　测量足跖厚度的部位要一致，千分尺使用要一致。

表达增加。这些发现可为一些治疗药物在肝病患者体内药代动力学行为发生改变提供解释。如有文献报道发现印地那韦、洛匹那韦、利托那韦和阿扎那韦等抗HIV蛋白酶抑制剂在肝损伤患者的血浆中暴露量显著增加。以上证据表明肝损伤状态下某些药物的药代动力学行为发生改变，因此有必要研究药物在不同病理状态下的药代动力学，为临床合理用药提供参考。

艾瑞昔布在大鼠肝微粒体中主要经CYP3A及CYP2D代谢，在人体中主要经CYP2C9代谢，在血浆中的代谢产物主要为羟基代谢产物及羧基代谢产物。本实验的目的是比较正常健康大鼠和硫代乙酰胺（thioacetamide，TAA）诱导的急性肝损伤大鼠灌胃艾瑞昔布后的药代动力学行为的差异。TAA是一种肝毒性药物，进入大鼠体内被肝细胞摄取后，由CYP450混合功能氧化酶代谢为TAA-硫氧化物，后者进一步代谢为中间代谢产物及其他极性分子，并与肝脏大分子物质结合，引起肝细胞功能的改变继而坏死。一次性腹腔注射TAA可导致急性肝炎，反复腹腔注射可导致肝细胞坏死，形成再生结节，并造成毛细胆管增生、门静脉高压最终导致肝硬化。目前，学术界已广泛认可使用TAA诱导的大鼠急性肝损伤模型。

【实验材料】

1. 试剂　艾瑞昔布、硫代乙酰胺、甲苯磺丁脲、葡萄糖、氯化钠、氯化钾、生理盐水、羧甲基纤维素钠（CMC-Na）、肝素钠、甲醇、甲酸、乙酸乙酯。

2. 仪器　液相色谱-质谱串联系统、十万分之一精密天平、台式高速冷冻离心机、恒温水浴锅、氮气吹干仪。

3. 其他材料　SD大鼠、1.5ml离心管、10ml离心管、研钵、可调量程移液器、烧杯、容量瓶、Phoenix WinNonlin 7.0软件、血氨；未结合胆红素、谷丙转氨酶、谷草转氨酶、碱性磷酸酶检测试剂盒。

【实验方法】

1. 急性肝损伤大鼠模型的构建

雄性SD大鼠（体重200~250g），在恒温恒湿状态下适应性饲养一周，期间给予大鼠自由饮水饮食，适应性培养一周后，将大鼠随机分为两组，分别为急性肝损伤组和正常对照组。急性肝损伤组大鼠腹腔注射300mg/kg的TAA（附注5-4-1），连续给药2天，每次间隔24h，正常对照组大鼠腹腔注射等体积的生理盐水。造模后，给予大鼠正常饮食，并在大鼠饮用水中添加3%的葡萄糖、0.3%氯化钠和0.149%的氯化钾，以纠正并预防造模后可能出现的低血糖及电解质紊乱以降低动物死亡率，第二次注射TAA 24h后动物即可用于后续实验。

2. 急性肝损伤大鼠模型的验证

肝损伤组与正常对照组大鼠第二次腹腔注射TAA或生理盐水12h后，给予大鼠禁食禁水12h，在避光环境下从眼底静脉丛取血0.3ml并收集于肝素化处理的1.5ml离心管中（附注5-4-2），以4000r/min转速室温离心10min，随后小心吸取上层血浆，分别使用市售试剂盒测定血浆样本的血氨、未结合胆红素、谷丙转氨酶、谷草转氨酶、碱性磷酸酶含量，若其数值与正常对照组大鼠进行T检验有显著升高，则表明模型构建成功，可进行药代动力学实验。

3. 艾瑞昔布在急性肝损伤大鼠中的灌胃药代动力学实验

（1）艾瑞昔布混悬液的制备　精密称取50.0mg艾瑞昔布于研钵中，加入200µl 0.1% CMC-Na，充分研磨至液体中无可见的颗粒，后续按等量递增法继续加入0.1% CMC-Na研磨，直至总体积为20ml，即得2.5mg/ml艾瑞昔布混悬液。

（2）药代动力学实验　禁食12h以上的肝损伤组与正常对照组大鼠分别称量体重，按10mg/kg的剂

附注5-4-1　腹腔注射时应控制针头刺入腹腔的深度，太浅会注射进入皮下，太深则会刺破内脏。

附注5-4-2　胆红素遇光不稳定，取血及测定过程应严格避光。

量灌胃艾瑞昔布混悬液，于灌胃后的10、20、30、45、60、90、120、240、360、480、720、1440min 从眼底静脉丛取血250μl并收集于肝素化处理的1.5ml离心管中，以4000r/min转速室温离心10min，随后小心吸取上层血浆，保存在–80℃冰箱中备用。

4.大鼠血浆中艾瑞昔布的测定

（1）标准曲线及内标储备液的制备　精密称取8.0mg艾瑞昔布，加入甲醇并定容至10ml，得到0.8mg/ml艾瑞昔布储备液，取10μl 0.8mg/ml艾瑞昔布储备液和990μl甲醇于1.5ml离心管中，涡旋混匀，得到8000ng/ml艾瑞昔布储备液；取500μl 8000ng/ml艾瑞昔布储备液和500μl甲醇于1.5ml离心管中，涡旋混匀，得到4000ng/ml艾瑞昔布储备液；取500μl 4000ng/ml艾瑞昔布储备液和500μl甲醇于1.5ml离心管中，涡旋混匀，得到2000ng/ml艾瑞昔布储备液；按此方法依次稀释得到1000、500、250、125、62.5、31.25ng/ml的艾瑞昔布标曲储备液。

精密称取5.0mg甲苯磺丁脲，加入甲醇并定容至10ml，得到0.5mg/ml甲苯磺丁脲储备液，取10μl 0.5mg/ml甲苯磺丁脲储备液和990μl甲醇于1.5ml离心管中，涡旋混匀，得到5μg/ml甲苯磺丁脲储备液；取90μl 5μg/ml甲苯磺丁脲储备液和8910μl甲醇于10ml离心管中，涡旋混匀，得到50ng/ml甲苯磺丁脲内标储备液。

（2）样品处理　取8μl不同浓度的艾瑞昔布标准曲线储备液于1.5ml离心管中，在氮气下挥干，加入80μl大鼠空白血浆复溶，得到浓度为800、400、200、100、25、12.5、6.25、3.125ng/ml的艾瑞昔布标准品，另取80μl大鼠血浆样品于1.5ml离心管中。分别向艾瑞昔布标准品及大鼠血浆样品中加入80μl内标（50ng/ml甲苯磺丁脲）及1ml乙酸乙酯，混匀后加入1ml乙酸乙酯并涡旋混匀10min。10000r/min离心10min后，转移上清800μl至另一新1.5ml心管中，用氮气流吹干。随后用85%的甲醇100μl复溶，涡旋10min后，18000r/min离心10min。移取80μl转入含有内衬管的进样瓶，进样量5μl。

（3）LC–MS–MS条件

色谱条件　采用Shim-pack ODS C18柱（5μm，2.0mm×250mm，日本Shimadzu公司），柱温40℃，流动相：甲醇–水–甲酸（85：15：0.1），等度洗脱，流速：0.2ml/min；进样量：5μl。

质谱条件　离子化方式：电喷雾离子化源（ESI）；监测方式：正离子监测；扫描方式：多反应监测；离子源喷射电压5500V；离子源温度：550℃；艾瑞昔布的DP和CE值分别为100V和45eV，甲苯磺丁脲的DP和CE值分别为22V和32eV；用于定量分析的离子反应分别为m/z：370.1→236.2（艾瑞昔布）和m/z：270.1→155.2（甲苯磺丁脲）。

5.数据处理

求算艾瑞昔布及内标甲苯磺丁脲的色谱峰面积A_s及A_i，计算A_s/A_i。以标准品的A_s/A_i为因变量，标准品的浓度C为自变量，利用最小二乘法（$1/C^2$加权）作线性回归，即得到那格列奈的标准曲线。将大鼠血浆样品的A_s/A_i带入标准曲线，即可求得血浆样品中艾瑞昔布的浓度。

将肝损伤组与正常对照组大鼠的血药浓度–时间数据导入Phoenix WinNonlin 7.0软件，使用NCA（非房室分析）模块分别计算两组别的$t_{1/2}$、t_{MAX}、C_{MAX}、$AUC_{0\rightarrow\infty}$、CL、V_d，并绘制血药浓度–时间曲线图（附注5-4-3）。

◆ 四、思考题

1.在化学合成部分，最后一步胺解的机制是什么？反应中醋酸的作用是什么？

2.软膏剂制备过程中容易出现哪些问题？解决方法是什么？

3.本实验采用的是什么类型的软膏基质？还有什么类型的软膏基质？

附注5-4-3　求算药代动力学参数时，若输入的剂量归一至每千克体重，求算出的药代动力学参数也会相应归一，反之亦然。

4.艾瑞昔布除了制备成软膏剂，还能制备成什么剂型？

5.除了足趾肿胀模型外，艾瑞昔布的抗炎药效学实验还可采用哪些动物模型，各有什么特点？

6.药代动力学实验中，采血时间点的设计有什么注意事项？

7.相比于正常对照组大鼠，艾瑞昔布在肝损伤组大鼠体内药代动力学行为发生改变的可能原因有哪些？

8.相比于房室模型，非房室分析的优缺点有哪些？

◆ 五、参考文献

［1］郭宗儒.国家1类新药艾瑞昔布的研制［J］.中国新药杂志，2012，21（3），223–230.

［2］张富尧，神小明，孙飘扬.制备艾瑞昔布的方法：中国，201010136976.3［P］.2013–04–10.

［3］戚聿新，刘月盛，钱余锋，等.一种艾瑞昔布的制备方法：中国，201810368310 .7［P］.2020–07–17.

［4］吴正红，祁小乐.药剂学［M］.北京：中国医药科技出版社，2020.

［5］方亮.药剂学［M］.8版.北京：人民卫生出版社，2016.

［6］卢彦芳，李飞高，张志清.HPLC法测定艾瑞昔布片的含量［J］.中国药房，2013，24（45）：4301–4302.

［7］沈龙海，安泳潼，尹蓓珮，等.抗炎镇痛新药艾瑞昔布的药效学研究［J］.中国新药杂志，2013，22（11）：1311–1314+1336.

［8］董杰，王可欣，何文娟，等.艾瑞昔布对CYP2C9酶活性及mRNA和蛋白表达的影响［J］.中国医院药学杂志，2022，42（11）：1112–1116.

［9］Chen XH，Bai JY，Shen F，et al. Imrecoxib: a novel and selective cyclooxygenase 2 inhibitor with anti–inflammatory effect［J］. Acta Pharmacol Sin，2004，25（7）：927–931.

［10］Hou X，Dai X，Yang Y，at al. Simultaneous determination of imrecoxib and its two active metabolites in plasma of hepatic impairment patients by liquid chromatography–tandem mass spectrometry［J］. J Chromatogr B Analyt Technol Biomed Life Sci，2019，1122–1123：58–63.

实验六 阿司匹林及其肠溶片

◆ 一、实验目的

1.掌握阿司匹林的工业化合成方法。

2.熟悉阿司匹林的常用剂型，掌握肠溶片的处方工艺及制备流程。

3.掌握阿司匹林原料药和制剂的质量控制要求。

4.掌握阿司匹林的抗血小板药效学评价方法。

◆ 二、药物简介

药物名称（中文）：阿司匹林

药物名称（英文）：aspirin

化学结构式：

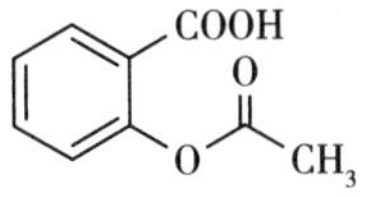

化学名（中文）：2-(乙酰氧基)苯甲酸

化学名（英文）：2-(Acetyloxy)benzoic acid

原料药为白色结晶或结晶性粉末，无臭或微带醋酸臭，遇湿气缓缓水解。熔点135℃；在乙醇中易溶，在三氯甲烷或乙醚中溶解，在水或无水乙醚中微溶；在氢氧化钠溶液或碳酸钠溶液中溶解，但同时分解。临床用途：阿司匹林（乙酰水杨酸）具有解热镇痛作用和抗炎、抗风湿作用。临床上用于感冒发烧、头痛、牙痛、神经痛、肌肉痛和痛经等，是风湿及活动型风湿性关节炎的首选药物。常用剂型有片剂、肠溶片、肠溶胶囊、泡腾片、栓剂等。

◆ 三、实验内容

（一）原料药的化学合成及质量控制

【实验原理】

（1）本实验是以水杨酸为原料，在硫酸催化下用醋酐乙酰化得到阿司匹林。合成路线如下：

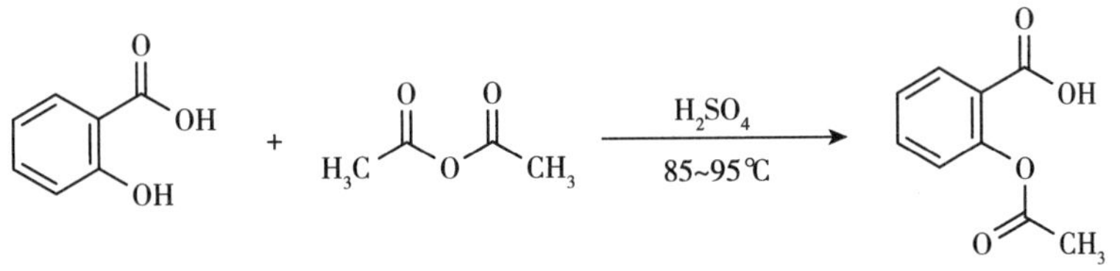

在反应过程中，水杨酸会自身缩合形成聚合物，可利用阿司匹林与碱成盐溶于水的性质进行分离。

（2）阿司匹林生产过程中乙酰化不完全、生产和贮藏过程中水解都会产生游离水杨酸。水杨酸不仅对胃肠道刺激性很大，而且在空气中易被氧化成一系列醌型有色物质，使阿司匹林成品变色，故需对游离水杨酸进行控制。

《中国药典》2020年版采用HPLC（杂质外标法）检查游离水杨酸，并以1%冰醋酸的甲醇溶液为溶剂，配制阿司匹林供试品溶液，可以防止其在制备过程中水解产生新的游离水杨酸，从而提高分析方法的准确度。

（3）阿司匹林结构中有游离羧基，显酸性，可用碱滴定液直接滴定。

【仪器与试剂】

1.仪器 四颈瓶（250ml）、球形冷凝管、温度计、真空塞、分液漏斗、布氏漏斗、抽滤瓶、茄形瓶、锥形瓶、胶头滴管、烧杯、玻璃棒、恒压滴液漏斗、旋转蒸发器、水浴锅、红外分光光度仪、纳氏比色管、高效液相色谱仪、红外分光光度仪、pH计、分析天平、烘箱、马弗炉、扁形称量瓶、坩埚、移液管、量筒、量瓶。

2.试剂 阿司匹林原料及对照品、三氯化铁试液、碳酸钠试液、稀硫酸、碳酸钠试液、五氧化二磷、硫酸、标准铅溶液、醋酸盐缓冲液（pH3.5）、乙醇、硫代乙酰胺试液、氯化钴液、重铬酸钾液、硫酸铜液、水、1%冰醋酸的甲醇溶液、水杨酸对照品、乙腈、四氢呋喃、冰醋酸、乙醇、酚酞指示液、氢氧化钠滴定液（0.1mol/L）。

【实验方法】

1.化学合成

（1）原料规格及配比

原料名称	规格	用量	摩尔数	摩尔比
水杨酸	CP	10.0g	0.075	1
醋酐	CP	25ml	0.25	3.3
浓硫酸	CP	25滴（约1.5ml）		
饱和碳酸氢钠水溶液		125ml		
浓盐酸		17.5ml		
乙酸乙酯	CP	10~15ml		

（2）实验操作　在装有搅拌、球形冷凝管和温度计的250ml四颈瓶中加入水杨酸10.0g和醋酐25ml，搅拌下缓慢滴加浓硫酸，溶解后加热至85~95℃(附注6-1-1)，维持10min后放冷至室温。阿司匹林结晶形成后，加水250ml（附注6-1-2），冰浴冷却。充分结晶后，抽滤，滤饼用冰水洗涤，压紧抽干得粗品。

将粗品放入烧杯中，边搅拌边缓慢加入饱和碳酸氢钠水溶液125ml，搅拌至无气泡产生。抽滤除去不溶物并用少量水洗涤。另取烧杯，加入浓盐酸17.5ml和水50ml，搅拌下将滤液分批缓慢倒入（附注6-1-3），析出晶体。烧杯置入冰浴中冷却，析出阿司匹林固体，抽滤并用冷水洗涤得到阿司匹林粗品。

在50ml茄形瓶中放入阿司匹林粗品，加少量乙酸乙酯（不超过15ml），加热至固体溶解，冷却至室温，析晶、抽滤得到阿司匹林。

2.结构表征

（1）^{1}H NMR谱图（DMSO-d_6）

^{1}H NMR（300 MHz, DMSO-d_6）δ（ppm）: 13.12（s, 1H），7.94（dd, J= 7.8, 1.8Hz, 1H），7.63（td, J = 7.5, 1.8Hz, 1H），7.37（td, J= 7.6, 1.2Hz, 1H），7.19（dd, J= 8.1, 1.3Hz, 1H），2.24（s, 3H）。

附注6-1-1　在合成阿司匹林时，如果加热源是水浴，请注意不要让水蒸气进入反应瓶内，以防阿司匹林水解。

附注6-1-2　一定要等阿司匹林充分析晶后再加入水，加水时需慢慢加入，有放热现象，产生醋酸蒸气，需当心。

附注6-1-3　粗品溶于碳酸氢钠溶液后，加入盐酸溶液中时，缓慢少量加入，此时会有大量气泡产生，务必要边搅拌边加入。

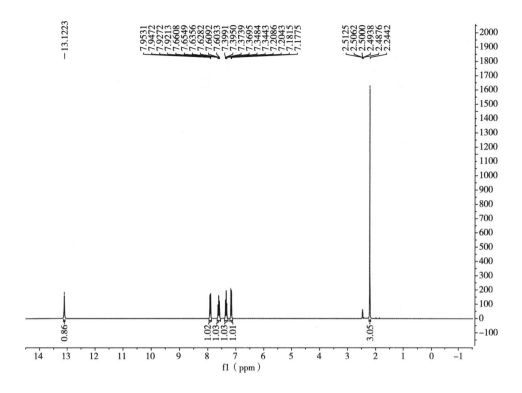

（2）¹³C NMR谱图（DMSO-d_6）

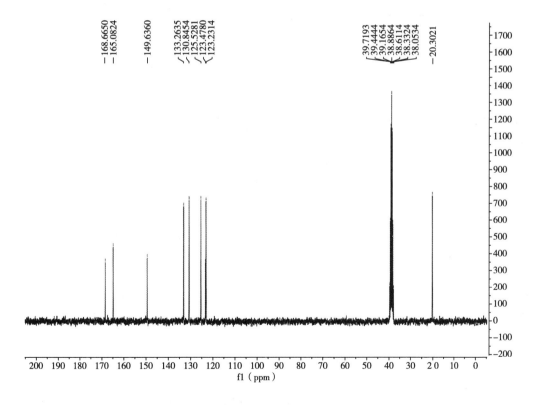

¹³C NMR（75 MHz，DMSO-d_6）δ（ppm）：168.67，165.08，149.64，133.26，130.85，125.53，123.48，123.23，20.30。

（3）质谱图

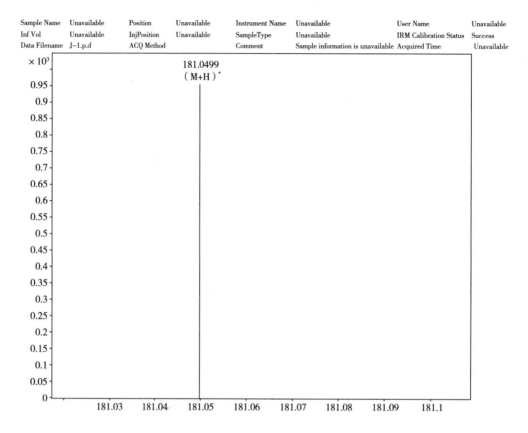

Sample Name	Unavailable	Position	Unavailable	Instrument Name	Unavailable	User Name	Unavailable
Inf Vol	Unavailable	InjPosition	Unavailable	SampleType	Unavailable	IRM Calibration Status	Success
Data Filename	J–1.p.d	ACQ Method		Comment	Sample information is unavailable	Acquired Time	Unavailable

HRMS（ESI–TOF）*m/z* calc'd for $C_9H_8O_4$［M+H］$^+$181.0495，found 181.0499。

（4）红外吸收光谱图

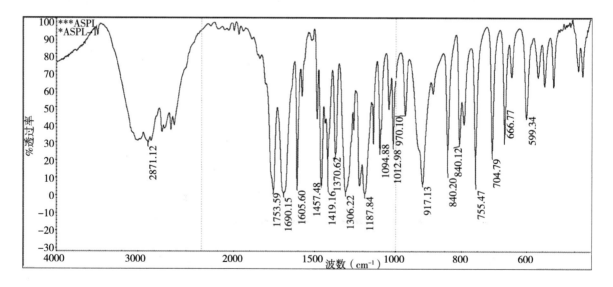

IR（cm^{-1}, KBr film）：2871.12，1753.59，1690.15，1605.60，1457.48，1419.16，1370.62，1306.22，1187.84，1094.88，1012.98，970.10，917.13，840.12，804.12，755.47，704.79，666.77，599.34。

（5）高效液相图

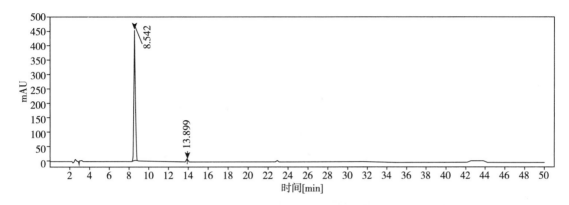

保留时间［min］	类型	峰宽［min］	峰面积	峰高	峰面积%
8.542	BM m	0.67	4717.16	452.51	99.72
13.899	MM m	0.03	13.38	13.95	0.28

HPLC t_R = 8.542min，99.72%。

3.鉴别

（1）取本品约0.1g，加水10ml，煮沸，放冷，加三氯化铁试液1滴，即显紫堇色。

（2）取本品约0.5g，加碳酸钠试液10ml，煮沸2min后，放冷，加过量的稀硫酸，即析出白色沉淀，并发生醋酸的臭气。

4.检查

（1）药物中一般杂质的检查

①溶液的澄清度：取本品0.50g，加温热至约45℃的碳酸钠试液10ml溶解后，溶液应澄清。

②干燥失重：取本品约1g，置五氧化二磷为干燥剂的干燥器中，在60℃减压干燥至恒重（附注6-1-4），减失重量不得过0.5%。

③炽灼残渣：取本品1.0g，置已炽灼至恒重的坩埚中，精密称定，缓缓炽灼至完全炭化，放冷；加硫酸0.5～1ml使湿润，低温加热至硫酸蒸气除尽后，在700～800℃炽灼使完全灰化，移置干燥器内，放冷，精密称定后，再在700～800℃炽灼至恒重，炽灼残渣不得过0.1%。

④重金属：取25ml纳氏比色管两支，甲管中加标准铅溶液（10μg Pb/ml）1.0ml与醋酸盐缓冲液（pH 3.5）2ml后，加乙醇稀释成25ml；乙管中加入本品1.0g，加乙醇23ml溶解后，加醋酸盐缓冲液（pH 3.5）2ml。再在甲、乙两管中分别加硫代乙酰胺试液各2ml，摇匀，放置2min，同置白纸上，自上向下透视，乙管中显示的颜色与甲管比较，不得更深（含重金属不得过百万分之十）。

⑤易炭化物：取内径一致的比色管两支，甲管中加5ml对照溶液（取比色用氯化钴液0.25ml、比色用重铬酸钾液0.25ml、比色用硫酸铜液0.40ml，加水使成5ml）；乙管中加硫酸（含 H_2SO_4 94.5%～95.5%，g/g）5ml后，分次缓缓加入本品0.50g，振摇使溶解。静置15min后，将甲、乙两管同置白色背景前，平视观察，乙管中所显颜色不得较甲管更深。

附注6-1-4　当使用减压干燥器（通常为室温）或恒温减压干燥器（温度应按各品种项下规定设置，含糖颗粒一般在80℃减压干燥）时，除另有规定外，压力应在2.67kPa（20mmHg）以下，并宜选用单层玻璃盖的称量瓶。如用玻璃盖为双层中空，减压时，称量瓶盖切勿放入减压干燥箱（器）内，应放在另一普通干燥器内。减压干燥器（箱）内部为负压，开启前应注意缓缓旋开进气阀，使干燥空气缓慢进入，并避免气流吹散供试品。初次使用新的玻璃减压干燥器时，应先将外部用厚布包好或加适宜的外套，再行减压，以防破碎伤人。

（2）药物中特殊杂质的检查

①游离水杨酸：照高效液相色谱法（《中国药典》2020年版四部通则0512）测定。临用新制。

溶剂　1%冰醋酸的甲醇溶液。

供试品溶液　取本品约0.1g，精密称定，置10ml量瓶中，加溶剂适量，振摇使溶解并稀释至刻度，摇匀。

对照品溶液　取水杨酸对照品约10mg，精密称定，置100ml量瓶中，加溶剂适量使溶解并稀释至刻度，摇匀，精密量取5ml，置50ml量瓶中，用溶剂稀释至刻度，摇匀。

色谱条件　用十八烷基硅烷键合硅胶为填充剂；以乙腈-四氢呋喃-冰醋酸-水（20∶5∶5∶70）为流动相；检测波长为303nm；进样体积10μl。

系统适用性要求　理论板数按水杨酸峰计算不低于5000。阿司匹林峰与水杨酸峰之间的分离度应符合要求。

测定法　精密量取供试品溶液与对照品溶液，分别注入液相色谱仪，记录色谱图。

限度　供试品溶液色谱图中如有与水杨酸峰保留时间一致的色谱峰，按外标法以峰面积计算，不得过0.1%。

②有关物质：照高效液相色谱法（《中国药典》2020年版四部通则0512）测定。

溶剂　1%冰醋酸的甲醇溶液。

供试品溶液　取本品约0.1g，置10ml量瓶中，加溶剂适量，振摇使溶解并稀释至刻度，摇匀。

对照品溶液　精密量取供试品溶液1ml，置200ml量瓶中，用溶剂稀释至刻度，摇匀。

水杨酸对照品溶液　见游离水杨酸项下对照品溶液。

灵敏度溶液　精密量取对照溶液1ml，置10ml量瓶中，用溶剂稀释至刻度，摇匀。

色谱条件　用十八烷基硅烷键合硅胶为填充剂；以乙腈-四氢呋喃-冰醋酸-水（20∶5∶5∶70）为流动相A，乙腈为流动相B，按下表进行梯度洗脱；检测波长为276nm；进样体积10μl。

时间（分钟）	流动相A（%）	流动相B（%）
0	100	0
60	20	80

系统适用性要求　阿司匹林峰的保留时间约为8min，阿司匹林峰与水杨酸峰之间的分离度应符合要求。灵敏度溶液色谱图中主成分峰高的信噪比应大于10。

测定法　精密量取供试品溶液、对照溶液、灵敏度溶液与水杨酸对照品溶液，分别注入液相色谱仪，记录色谱图。

限度　供试品溶液色谱图中如有杂质峰，除水杨酸峰外，其他各杂质峰面积的和不得大于对照溶液主峰面积（0.5%），小于灵敏度溶液主峰面积的色谱峰忽略不计。

5.含量测定

测定法　取本品约0.4g，精密称定，加中性乙醇（对酚酞指示液显中性）20ml溶解后，加酚酞指示液3滴，用氢氧化钠滴定液（0.1mol/L）滴定。每1ml氢氧化钠滴定液（0.1mol/L）相当于18.02mg的$C_9H_8O_4$。

限度　按干燥品计算，含$C_9H_8O_4$不得少于99.5%。

（二）阿司匹林肠溶片（25mg）的制备及质量控制

【实验材料】

片芯处方（1000片用量）

成分	加入量	处方分析
阿司匹林	25g	主药
10%淀粉浆	QS	黏合剂
微晶纤维素	100g	崩解剂
滑石粉	15g	润滑剂
酒石酸	0.5g	稳定剂
交联羧甲基纤维素钠	6g	崩解剂

肠溶包衣处方组成及用量

成分	加入量	处方分析
雅克宜（Acryl-EZE93F）	15.0g	肠溶包衣粉
纯化水	85ml	分散介质

【工艺流程】

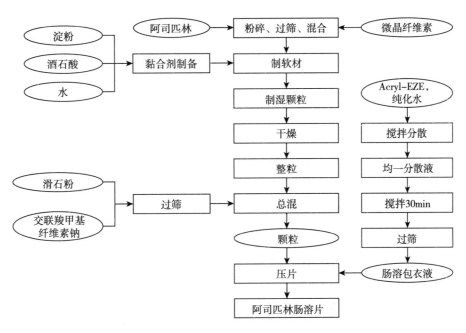

【实验方法】

1.制备工艺

（1）阿司匹林片芯制备　称取淀粉5g、酒石酸0.5g分散或溶解于50ml的蒸馏水中（附注6-2-1），加热制备10%淀粉浆，放冷备用（附注6-2-2）。

附注6-2-1　阿司匹林在湿、热条件下易水解成水杨酸和醋酸，增加对胃肠黏膜的刺激，严重者可发生溃疡和出血等症状。故在淀粉浆中加入酒石酸，以形成酸性环境，减少阿司匹林的降解。

附注6-2-2　制备好的淀粉浆，须在完全冷却后使用。为了减少用水量，淀粉浆的浓度可以提高至14%～17%。在实际生产中，除采用湿颗粒法压片外，亦可采用直接粉末压片，以完全避免湿、热的影响。

取适量阿司匹林研磨均匀，过80目筛，称取处方量阿司匹林、微晶纤维素，混匀（附注6-2-3），加适量10%淀粉浆制成软材，使之手握成团，触之即散（附注6-2-4）。过16目尼龙筛制粒，湿颗粒于60℃烘箱干燥30min后，抖动过18目筛整粒（附注6-2-5），将此颗粒与交联羧甲基纤维素钠和滑石粉混匀，使用φ8mm冲头压片。每片含阿司匹林25mg，硬度控制在3～4kgf。

（2）阿司匹林肠溶包衣液配制　取雅克宜Acryl-EZE93F肠溶包衣粉，分散于纯化水中，搅拌使分散均匀，持续搅拌30min，过60目筛，即得。

（3）肠溶包衣工艺　取片芯50g，置包衣锅内，调节包衣锅转速为30～40r/min（附注6-2-6）。将配制好的包衣液用喷枪连续喷雾于转动的药片表面，随时根据片面干湿情况，调控片床温度和喷雾速度（附注6-2-7），控制包衣溶液的喷雾速度和溶媒挥发速度相平衡，即以片面不太干也不太潮湿为度。一旦发现片面较湿（滚动迟缓），即停止喷雾以防粘连，待药片干燥后再继续喷雾（附注6-2-8），使肠溶衣增重为8%～10%，待达到增重后，停止喷液，将药片于30～35℃条件下干燥10min。

2.质量检查

（1）重量差异　照《中国药典》2020年版四部通则"0101　片剂"项下规定，取供试品20片，精密称定总重量，求得平均片重后，再分别精密称定每片的重量，每片重量与平均片重比较（凡无含量测定的片剂或有标示片重的中药片剂，每片重量应与标示片重比较），按表6-1中的规定，超出重量差异限度的不得多于2片，并不得有1片超出限度1倍。

表6-1　片剂的重量差异限度要求

平均片重或标示片重	重量差异限度（%）
0.30g以下	±7.5%
0.30g及0.30g以上	±5%

（2）硬度检查　片剂的硬度与其储运后外形的完整性有关，生产厂家一般均将硬度作为片剂的内控指标之一。硬度的检查法有以下两种。

①手工检查法：取一片受试片剂，置中指和食指间，用拇指以适当压力挤压片子，不应立即分裂，否则表示此片剂硬度不足。

②片剂硬度测定仪测定：将一片受试片剂径向固定在微调夹头与顶头之间，将"倒""顺"开关拨至"顺"位置，选择开关拨至"硬度"档，待药片破碎，读取硬度指示读数表中的读数，共测定3～6片，取其平均值。

（3）肠溶包衣增重与包衣质量

包衣增重的计算：包衣增重（%）＝（包衣后片剂重量/包衣前片剂重量–1）×100%。阿司匹林肠溶片的包衣增重应为8%～10%。

包衣质量检查：检查的项目主要包括外观检查、包衣增重、耐冲击强度、衣层强度、耐湿耐水测

附注6-2-3　压片所用原料一般应先经过粉碎、过筛和混合等操作。阿司匹林除粒状结晶可直接压片外，针状、鳞片状结晶均需粉碎，再与其他成分混合。小剂量药物与辅料混合时，常采用逐级稀释法（等容量递增法）并反复过筛、混合以确保混合均匀。

附注6-2-4　黏合剂用料要恰当，使软材达到以手握之成团，触之即散为度。再将软材挤压过筛，制成所需大小的颗粒，颗粒应以无长条、块状和过多细粉为宜。

附注6-2-5　湿颗粒应根据主药和辅料的性质，以适宜温度尽快干燥。干燥后颗粒往往结团粘连，需过筛整粒，也可加入润滑剂同时整粒并混匀。

附注6-2-6　在包衣前，可先将片芯在40℃干燥30min，吹去片剂表面的细粉。在包衣锅内纵向粘贴若干1～2cm宽的长硬纸条或胶布，以增加片子与包衣锅的摩擦，改善滚动性。

附注6-2-7　包衣温度应控制在40℃左右，以避免温度过高易使药物分解；干燥速度过快易使片剂表面产生气泡，衣膜与片芯分离。

附注6-2-8　包衣喷雾较快时片剂表面若开始潮湿后，在包衣锅内的滚动将减慢，翻滚困难，应立即停止喷雾并开始吹热风干燥。

试、稳定性检查、耐酸及释放度等。

（4）游离水杨酸　照《中国药典》2020年版四部通则"0512　高效液相色谱法"进行（附注6-2-9）。

供试品溶液　取本品细粉适量（约相当于阿司匹林0.1g），精密称定，置100ml量瓶中，加溶剂振摇使阿司匹林溶解并稀释至刻度，摇匀，滤膜滤过，取续滤液。

对照品溶液　取水杨酸对照品约15mg，精密称定，置50ml量瓶中，加溶剂溶解并稀释至刻度，摇匀，精密量取5ml，置100ml量瓶中，用溶剂稀释至刻度，摇匀。

溶剂　1%冰醋酸的甲醇溶液

色谱条件　用十八烷基硅烷键合硅胶为填充剂；以乙腈–四氢呋喃–冰醋酸–水（20∶5∶5∶70）为流动相；检测波长为303nm；进样体积10μl。

系统适用性要求　理论板数按水杨酸峰计算不低于5000。阿司匹林峰与水杨酸峰之间的分离度应符合要求。

测定法　精密量取供试品溶液与对照品溶液，分别注入液相色谱仪，记录色谱图。

限度　供试品溶液色谱图中如有与水杨酸峰保留时间一致的色谱峰，按外标法以峰面积计算，不得过阿司匹林标示量的1.5%。

（5）含量测定（附注6-2-10）　照《中国药典》2020年版四部通则"0512　高效液相色谱法"进行。

溶剂　1%冰醋酸的甲醇溶液。

供试品溶液　取本品20片，精密称定，充分研细，精密称取适量（约相当于阿司匹林10mg），置100ml量瓶中，加溶剂强烈振摇使阿司匹林溶解并稀释至刻度，摇匀，滤膜滤过，取续滤液。

对照品溶液　取阿司匹林对照品适量，精密称定，加溶剂溶解并定量稀释制成每1ml中约含0.1mg的溶液。

色谱条件　见游离水杨酸项下。检测波长为276nm。

系统适用性要求　理论板数按阿司匹林峰计算不低于3000。阿司匹林峰与水杨酸峰之间的分离度应符合要求。

测定法　精密量取供试品溶液与对照品溶液，分别注入液相色谱仪，记录色谱图。按外标法以峰面积计算。

（6）溶出度

①测定装置：照《中国药典》2020年版四部通则"0931　溶出度与释放度测定法"，第一法（篮法）测定。

转篮　篮体与篮轴两部分，均为不锈钢或其他惰性材料制成。篮体A由方孔筛网（丝径为0.28mm±0.03mm，网孔为0.40mm±0.04mm）制成，呈圆柱形，转篮内径为20.2mm±1.0mm，上下两端都有封边。篮轴B的直径为9.75mm±0.35mm，轴的末端连一圆盘，作为转篮的盖；盖上有一通气孔（孔径为2.0mm±0.5mm）；盖边系两层，上层直径与转篮外径相同，下层直径与转篮内径相同；盖上的3个弹簧片与中心呈120°角。

溶出杯　一般由硬质玻璃或其他惰性材料制成的底部为半球形的1000ml杯状容器，内径为102mm±4mm（圆柱部分内径最大值和内径最小值之差不得大于0.5mm），高为185mm±25mm；溶出

附注6-2-9　阿司匹林肠溶片在检查游离水杨酸时，要求临用新制，并采用1%冰醋酸的甲醇溶液为溶剂，避免因供试品配制过程中产生水杨酸而高估样品中的水杨酸杂质。

附注6-2-10　配制供试品溶液时须用溶剂（即1%冰醋酸的甲醇溶液）强烈振摇，使阿司匹林肠溶片细粉中的阿司匹林充分溶解，保证测定结果准确可靠。

杯配有适宜的盖子，盖上有适当的孔，中心孔为篮轴的位置，其他孔供取样或测量温度用。溶出杯置恒温水浴或其他适当的加热装置中。

篮轴与电动机相连，由速度调节装置控制电动机的转速，使篮轴的转速在各品种项下规定转速的±4%范围之内。运转时整套装置应保持平稳，均不能产生明显的晃动或振动（包括装置所处的环境）。转篮旋转时，篮轴与溶出杯的垂直轴在任一点的偏离均不得大于2mm，转篮下缘的摆动幅度不得偏离轴心1.0mm。

仪器一般配有6套以上测定装置。

②酸中溶出量

溶出条件　以0.1mol/L的盐酸溶液600ml（25mg、40mg、50mg规格）或750ml（100mg、300mg规格）为溶出介质，转速为每分钟100转，依法操作，经2小时时取样。

供试品溶液　取溶出液10ml，滤过，取续滤液。

对照品溶液　取阿司匹林对照品适量，精密称定，加溶剂溶解并定量稀释制成每1ml中约含4.25μg（25mg规格）、7μg（40mg规格）、8.25μg（50mg规格）、13μg（100mg规格）、40μg（300mg规格）的溶液。

溶剂、色谱条件与系统适用性要求　见含量测定项下。

测定法　见含量测定项下。计算每片中阿司匹林的溶出量。

限度　小于阿司匹林标示量的10%，应符合规定。

③缓冲液中溶出量

溶出条件　酸中溶出量项下2h取样后，在溶出杯中，立即加入37℃的0.2mol/L磷酸钠溶液200ml（25mg、40mg、50mg规格）或250ml（100mg、300mg规格），混匀，用2mol/L盐酸溶液或2mol/L氢氧化钠溶液调节溶液的pH至6.8±0.05，继续溶出，经45min时取样。

供试品溶液　取溶出液10ml，滤过，取续滤液。

阿司匹林对照品溶液　取阿司匹林对照品适量，精密称定，加溶剂溶解并定量稀释制成每1ml中约含22μg（25mg规格）、35μg（40mg规格）、44μg（50mg规格）、72μg（100mg规格）、0.2mg（300mg规格）的溶液。

水杨酸对照品溶液　取水杨酸对照品适量，精密称定，加溶剂溶解并定量稀释制成每1ml中约含1.7μg（25mg规格）、2.6μg（40mg规格）、3.4μg（50mg规格）、5.5μg（100mg规格）16μg（300mg规格）的溶液。

溶剂、色谱条件与系统适用性要求　见含量测定项下。

测定法　精密量取供试品溶液、阿司匹林对照品溶液与水杨酸对照品溶液，分别注入液相色谱仪，记录色谱图。按外标法以峰面积分别计算每片中阿司匹林和水杨酸的含量，将水杨酸含量乘以1.304后，与阿司匹林含量相加即得每片缓冲液中溶出量。

限度　标示量的70%，应符合规定。

（三）阿司匹林抗血小板药效学实验

【实验原理】

阿司匹林能够抑制血小板中的COX，减少TXA$_2$的生成，从而影响血小板聚集和抗血栓形成，达到抗凝作用。本实验采用大鼠体外颈总动脉–颈外静脉血流旁路法形成血小板血栓。用聚乙烯管连接动静脉形成旁路血液循环，动脉血中的血小板与丝线的粗糙面接触而黏附，血小板聚集于线的表面并形成血小板血栓。最后通过测定血栓重量探究药物对血小板的黏附、聚集功能的影响。

【实验材料】

1. **动物** 大鼠2只，体重200~250g（附注6-3-1），雄性。

2. **仪器** 大鼠手术台和手术器械，动脉夹，聚乙烯管，4号手术丝线。

3. **试剂** 阿司匹林，3%戊巴比妥钠，50U/ml的肝素生理盐水。

【实验方法】

（1）大鼠称重后，随机分为甲乙两组。甲组灌胃给药阿司匹林30mg/（kg·d），乙组给予等量的生理盐水。连续灌胃5d，于末次给药后1h，腹腔注射3%戊巴比妥钠（30~40mg/kg）（附注6-3-2）。

（2）仰卧位固定大鼠，在气管中插入一塑料套管用于吸出气管分泌物，分离右颈总动脉和左颈外静脉，用动脉夹夹闭右颈总动脉。

（3）取一根7cm的4号手术丝线，称重后放入三段式聚乙烯管中段，使6cm的丝线接触血液，余下1cm从靠近动脉端的接头处露出，以50U/ml的肝素生理盐水充满聚乙烯管。

（4）将静脉端插入左颈外静脉，从静脉端准确注入50U/ml的肝素生理盐水（1ml/kg）抗凝，然后将动脉端插入右颈总动脉。

（5）打开动脉夹并开始计时，血液从右颈总动脉经过聚乙烯管流回左颈外静脉，15min后中断血流，迅速取出丝线称重（附注6-3-3）。

【结果处理】

比较对照组动物和给药组动物血栓湿重。

$$血栓湿重 = 总重量 - 丝线重量$$

抑制率计算公式如下：

$$抑制率 = \frac{对照组血栓湿重 - 给药组血栓湿重}{对照组血栓湿重}$$

◆ 四、思考题

1. 在阿司匹林合成过程中，硫酸的作用是什么？可否由其他试剂替代？

2. 游离水杨酸的来源和检查依据是什么？简述检查时应注意的事项。

3. 阿司匹林溶液的澄清度检查，目的是什么？

4. 溶出度与释放度测定法还有哪些？请举例说明。

5. 本实验中肠溶片的释药原理是什么？与胃溶片相比有何区别？

6. 哪些药物制剂需要包肠溶衣？肠溶薄膜包衣材料有哪些？

7. 阿司匹林抗血小板的机制与其解热镇痛抗炎的机制之间有何关联？

◆ 五、参考文献

［1］O'Neil, M.J.（ed.）. The Merck Index – An Encyclopedia of Chemicals, Drugs, and Biologicals［M］. Whitehouse Station, NJ: Merck and Co., Inc., 2006.

［2］尤启冬. 药物化学实验与指导［M］. 2版. 北京：中国医药科技出版社，2021.

［3］李雯，刘宏民. 药物化学实验［M］. 北京：化学工业出版社，2019.

附注6-3-1 对照组和给药组动物体重应严格匹配。

附注6-3-2 各动物麻醉深度应保持一致。

附注6-3-3 附着于丝线上的血栓较为疏松，取出时小心不能碰到管壁。

［4］周建平，蒋曙光.药剂学实验与指导［M］.北京：中国医药科技出版社，2020.

［5］Xin G，Ming Y，Ji C，et al. Novel potent antiplatelet thrombotic agent derived from biguanide for ischemic stroke［J］. Eur J Med Chem，2020，200：112462.

［6］Pehrsson S，Johansson K，Kjaer M，et al. Evaluation of AR-H067637，the active metabolite of the new direct thrombin inhibitor AZD0837，in models of venous and arterial thrombosis and bleeding in anaesthetised rats［J］. Thrombosis & Haemostasis，2010，103（6）：1242-1249.

［7］曲莉，于晓风，徐华丽，等.人参Rb组皂苷对大鼠体内外血栓形成的影响［J］.中国老年学杂志，2016，36（21）：5258-5260.

附　录

附录1　各种冰盐浴制备：冰和盐的比例

碎冰用量	最低冷却温度/℃	无机盐（用量）
	−4.0	$CaCl_2 \cdot 6H_2O$（20g）
	−9.0	$CaCl_2 \cdot 6H_2O$（41g）
	−21.5	$CaCl_2 \cdot 6H_2O$（81g）
	−34.1	KNO_3（2g）+KCNS（112g）
	−54.9	$CaCl_2 \cdot 6H_2O$（143g）
	−21.3	NaCl（33g）
100g	−17.7	$NaNO_3$（50g）
	−30.0	NH_4Cl（20g）+ NaCl（40g）
	−30.6	NH_4NO_3（32g）+ NH_4CNS（59g）
	−30.2	NH_4Cl（13g）+ $NaNO_3$（37.5g）
	−40.3	$CaCl_2 \cdot 6H_2O$（124g）
	−37.4	NH_4CNS（39.5g）+ $NaNO_3$（54.4g）
	−40	NH_4NO_3（42g）+ NaCl（42g）

操作方法

把冰充分敲碎，一层冰一层盐地均匀铺好，然后在容器外围套上保温材料能够较好地保持温度，在实验中有冰融化时，可以用吸管将融化的冰吸出。

参考文献

［1］Watson M. Salt in the bath［J］. Nurs Times, 1984, 80（46）: 57–59.

［2］Sleep J, Grant A. Effects of salt and Savlon bath concentrate post–partum［J］. Nurs Times, 1988, 84（21）: 55–57.

附录2 主要基团的红外特征吸收峰

基团	振动类型	波数（cm^{-1}）	波长（μm）	强度	备注
一、烷烃类	C—H 伸	3000~2843	3.33~3.52	中、	分为反称与对称
	C—H 伸（反称）	2972~2880	3.37~3.47	强	
	C—H 伸（对称）	2882~2843	3.49~3.52	中、	
	C—H 弯（反称）	1490~1350	6.71~7.41	强	
	C—C 伸	1250~1140	8.00~8.77	中、强	
二、烯烃类	CH 伸	3100~3000	3.23~3.33	中、弱	C=C=C 为
	C=C 伸	1695~1630	5.90~6.13		2000~1925cm^{-1}
	CH 弯（面内）	1430~1290	7.00~7.75	中强	
	CH 弯（面外）	1010~650	9.90~15.4		
	单取代	995~985	10.0~10.15		
	双取代	910~905	10.99~11.05	强强	
	顺式	730~650	13.7~15.38		
	反式	980~965	10.20~10.36	强强	
三、炔烃类	CH 伸	~3300	~3.03	中	
	C≡C 伸	2270~2100	4.41~4.76	中	
	CH 弯（面内）	1260~1245	7.94~8.03	强	
	CH 弯（面外）	645~615	15.50~16.25		
四、取代苯类	CH 伸	3100~3000	3.23~3.33	变	三、四个峰，特征
	泛频峰	2000~1667	5.00~6.00		
	骨架振动（V$_{C=C}$）	1600±20	6.25±0.08		
		1500±25	6.67±0.10		
		1580±10	6.33±0.04		
		1450±20	6.90±0.10		
	CH 弯（面内）	1250~1000	8.00~10.00	弱	
	CH 弯（面外）	910~665	10.99~15.03	强	确定取代位置
					五个相邻氢
单取代	CH 弯（面外）	770~730	12.99~13.70	极强	四个相邻氢
邻双取代	CH 弯（面外）	770~730	12.99~13.70	极强	三个相邻氢
间双取代	CH 弯（面外）	810~750	12.35~13.33	极强	一个氢（次要）
			11.12~11.63	中	二个相邻氢
对双取代	CH 弯（面外）	900~860	11.63~12.50	极强	三个相邻氢与间
1，2，3，三取代	CH 弯（面外）	860~800	12.35~13.33	强	双易混
		810~750			
1，3，5，三取代	CH 弯（面外）	874~835	11.44~11.98	强	一个氢
1，2，4，三取代	CH 弯（面外）	885~860	11.30~11.63	中	一个氢
1，2，3，4四取代	CH 弯（面外）	860~800	11.63~12.50	强	二个相邻氢
1，2，4，5四取代	CH 弯（面外）	860~800	11.63~12.50	强	二个相邻氢
1，2，3，5四取代	CH 弯（面外）	860~800	11.63~12.50	强	一个氢
五取代	CH 弯（面外）	865~810~860	11.56~12.35	强	一个氢
			~11.63	强	一个氢

基团	振动类型	波数（cm⁻¹）	波长（μm）	强度	备注
五、醇类-酚类	OH 伸	3700 ~ 3200	2.70 ~ 3.13	强	液态有此峰
—OH 伸缩频率	OH 弯（面内）	1410 ~ 1260	7.09 ~ 7.93	强	
游离—OH	C—O 伸	1260 ~ 1000	7.94 ~ 10.00	强	
分子间氢键	O—H 弯（面外）	750 ~ 650	13.33 ~ 15.38	强	
分子内氢键	OH 伸	3650 ~ 3590	2.74 ~ 2.79	强	锐峰
	OH 伸	3500 ~ 3300	2.86 ~ 3.03	强	钝峰(稀释向低频移动*)
OH 弯或 C—O 伸	OH 伸（单桥）	3570 ~ 3450	2.80 ~ 2.90	强	钝峰(稀释无影响)
	OH 弯（面内）	~ 1400	~ 7.14	强	
伯醇（饱和）	C—O 伸	1250 ~ 1000	8.00 ~ 10.00	强	
	OH 弯（面内）	~ 1400	~ 7.14	中	
仲醇（饱和）	C—O 伸	1125 ~ 1000	8.89 ~ 10.00	强	
	OH 弯（面内）	~ 1400	~ 7.14		
叔醇（饱和）	C—O 伸	1210 ~ 1100	8.26 ~ 9.09		
	OH 弯（面内）	1390 ~ 1330	7.20 ~ 7.52		
酚类（ΦOH）	Φ—O 伸	1260 ~ 1180	7.94 ~ 8.47		
六、醚类	C—O—C 伸	1270 ~ 1010	7.87 ~ 9.90	强	或标 C—O 伸
脂肪醚	C—O—C 伸	1225 ~ 1060	8.16 ~ 9.43	强	氧与侧链碳相连的
脂环醚	C—O—C 伸（反称）	1100 ~ 1030	9.09 ~ 9.71	强	芳醚同脂醚
	C—O—C 伸（对称）	980 ~ 900	10.20 ~ 11.11	强	O—CH₃ 的特征峰
芳醚	=C—O—C 伸（反称）	1270 ~ 1230	7.87 ~ 8.13	强	
（氧与芳环相连）	=C—O—C 伸（对称）CH 伸	1050 ~ 1000	9.52 ~ 10.00	中	
		~ 2825	~ 3.53	弱	
七、醛类	CH 伸	2850 ~ 2710	3.51 ~ 3.69	弱	一般 ~ 2820 及
（—CHO）					~ 2720cm⁻¹ 两个带
	C=O 伸	1755 ~ 1665	5.70 ~ 6.00	很强	
	CH 弯（面外）	975 ~ 780	10.2 ~ 12.80	中	
饱和脂肪醛	C=O 伸	~ 1725	~ 5.80	强	
α,β-不饱和醛芳醛	C=O 伸	~ 1685	~ 5.93	强	
	C=O 伸	~ 1695	~ 5.90	强	
八、酮类	C=O 伸	1700 ~ 1630	5.78 ~ 6.13	极强	C=O 与 C=C 共
	C—C 伸	1250 ~ 1030	8.00 ~ 9.70	弱	轭向低频移动谱
	泛频	3510 ~ 3390	2.85 ~ 2.95	很弱	带较宽
脂酮					
饱和链状酮	C=O 伸	1725 ~ 1705	5.80 ~ 5.86	强	
α,β-不饱和酮	C=O 伸	1690 ~ 1675	5.92 ~ 5.97	强	
β-二酮	C=O 伸	1640 ~ 1540	6.10 ~ 6.49	强	
芳酮类	C=O 伸	1700 ~ 1630	5.88 ~ 6.14	强	
Ar—CO	C=O 伸	1690 ~ 1680	5.92 ~ 5.95	强	
二芳基酮	C=O 伸	1670 ~ 1660	5.99 ~ 6.02	强	
1-酮基-2-羟基（或氨基）芳酮	C=O 伸	1665 ~ 1635	6.01 ~ 6.12	强	
脂环酮					
四元环酮	C=O 伸	~ 1775	~ 5.63	强	
五元环酮	C=O 伸	1750 ~ 1740	5.71 ~ 5.75	强	
六元、七元环酮	C=O 伸	1745 ~ 1725	5.73 ~ 5.80	强	

续表

基团	振动类型	波数（cm⁻¹）	波长（μm）	强度	备注
九、羧酸类 （—COOH）	OH 伸 C=O 伸 OH 弯（面内） C—O 伸 OH 弯（面外）	3400 ~ 2500 1740 ~ 1650 ~ 1430 ~ 1300 950 ~ 900	2.94 ~ 4.00 5.75 ~ 6.06 ~ 6.99 ~ 7.69 10.53 ~ 11.11	中 强 弱 中 弱	在稀溶液中，单体酸为锐峰在 ~ 3350cm⁻¹ 二聚体为宽峰，以 ~ 3000cm⁻¹ 为中心
脂肪酸 R—COOH α,β-不饱和酸 芳酸	C=O 伸 C=O 伸 C=O 伸	1725 ~ 1700 1705 ~ 1690 1700 ~ 1650	5.80 ~ 5.88 5.87 ~ 5.91 5.88 ~ 6.06	强 强 强	氢键
十、酸酐 链酸酐	C=O 伸（反称） C=O 伸（对称） C—O 伸	1850 ~ 1800 1780 ~ 1740 1170 ~ 1050	5.41 ~ 5.56 5.62 ~ 5.75 8.55 ~ 9.52	强 强 强	共轭时每个谱带降20cm⁻¹
环酸酐 （五元环）	C=O 伸（反称） C=O 伸（对称） C—O 伸	1870 ~ 1820 1800 ~ 1750 1300 ~ 1200	5.35 ~ 5.49 5.56 ~ 5.71 7.69 ~ 8.33	强 强 强	共轭时每个谱带降20cm⁻¹
十一、酯类	C=O 伸（泛频） C=O 伸 C—O—C 伸	~ 3450 1770 ~ 1720 1280 ~ 1100	~ 2.90 5.65 ~ 5.81 7.81 ~ 9.09	弱 强 强	多数酯
C=O 伸缩振动 正常饱和酯 α,β-不饱和酯 δ-内酯 γ-内酯（饱和） β-内酯	C=O 伸 C=O 伸 C=O 伸 C=O 伸 C=O 伸	1744 ~ 1739 ~ 1720 1750 ~ 1735 1780 ~ 1760 ~ 1820	5.73 ~ 5.75 ~ 5.81 5.71 ~ 5.76 5.62 ~ 5.68 ~ 5.50	强 强 强 强 强	
十二、胺类	NH 伸 NH 弯（面内） C—N 伸 NH 弯（面外）	3500 ~ 3300 1650 ~ 1550 1340 ~ 1020 900 ~ 650	2.86 ~ 3.03 6.06 ~ 6.45 7.46 ~ 9.80 11.1 ~ 15.4	中 中 强	伯胺强；仲胺极弱 双峰 一个峰
伯胺类	NH 伸（反称、对称） NH 弯（面内）	3500 ~ 3400 1650 ~ 1590	2.86 ~ 2.94 6.06 ~ 6.29	中、中 强、中	
仲胺类	C—N 伸 NH 伸 NH 弯（面内）	1340 ~ 1020 3500 ~ 3300 1650 ~ 1550	7.46 ~ 9.80 2.86 ~ 3.03 6.06 ~ 6.45	中、弱 中 极弱	
叔胺类	C—N 伸 C—N 伸（芳香）	1350 ~ 1020 1360 ~ 1020	7.41 ~ 9.80 7.35 ~ 9.80	中、弱 中、弱	

续表

基团	振动类型	波数（cm^{-1}）	波长（μm）	强度	备注
十三、酰胺（脂肪与芳香酰胺数据类似）	NH 伸	3500～3100	2.86～3.22	强	伯酰胺双峰
	C=O 伸	1680～1630	5.95～6.13	强	仲酰胺单峰
	NH 弯（面内）	1640～1550	6.10～6.45	强	
	C—N 伸	1420～1400	7.04～7.14	中	
伯酰胺	NH 伸（反称）	～3350	～2.98	强	
	（对称）	～3180	～3.14	强	
	C=O 伸	1680～1650	5.95～6.06	强	
	NH 弯（剪式）	1650～1620	6.06～6.15	强	
	C—N 伸	1420～1400	7.04～7.14	中	
	NH$_2$ 面内摇	～1150	～8.70	弱	
	NH2 面外摇	750～600	1.33～1.67	中	
仲酰胺	NH 伸	～3270	～3.09	强	两峰重合
	C=O 伸	1680～1630	5.95～6.13	强	两峰重合
	NH 弯+C—N 伸	1570～1515	6.37～6.60	中	
	C—N 伸+NH 弯	1310～1200	7.63～8.33		
叔酰胺	C=O 伸	1670～1630	5.99～6.13	中	
十四、氰类化合物 脂肪族氰	C≡N 伸	2260～2240	4.43～4.46	强	
α,β-芳香氰	C≡N 伸	2240～2220	4.46～4.51	强	
α,β-不饱和氰	C≡N 伸	2235～2215	4.47～4.52	强	
十五、硝基化合物 R—NO$_2$	NO$_2$ 伸（反称）	1590～1530	6.29～6.54	强	
	NO$_2$ 伸（对称）	1390～1350	7.19～7.41	强	
Ar—NO$_2$	NO$_2$ 伸（反称）	1530～1510	6.54～6.62	强	
	NO$_2$ 伸（对称）	1350～1330	7.41～7.52	强	

参考文献

胡坪，王氢.仪器分析［M］.5版.北京:高等教育出版社,2019.

附录3　常见核磁溶剂峰

	Mult	氘代溶剂							
		CDCl₃	(CD₃)₂CO	(CD₃)₂SO	C₆D₆	CD₃CN	CD₃OD	D₂O	C₅D₅N
残余溶剂峰		7.26	2.05	2.50	7.16	1.94	3.31	4.79	7.20 7.57 8.72
水峰	brs	1.56	2.84	3.33	0.40	2.13	4.87	4.79	4.96
CHCl₃	s	7.26	8.02	8.32	6.15	7.58	7.90		
(CH₃)₂CO	s	2.17	2.09	2.09	1.55	2.08	2.15	2.22	
(CH₃)₂SO	s	2.62	2.52	2.54	1.68	2.50	2.65	2.71	
C₆H₆	s	7.36	7.36	7.37	7.15	7.37	7.33		
CH₃CN	s	2.10	2.05	2.07	1.55	1.96	2.03	2.06	
CH₃OH	CH₃, s	3.49	3.31	3.16	3.07	3.28	3.34	3.34	
	OH, s	1.09	3.12	4.01		2.16			
C₅H₅N	CH (2), m	8.62	8.58	8.58	8.53	8.57	8.53	8.52	8.72
	CH (3), m	7.29	7.35	7.39	6.66	7.33	7.44	7.45	7.20
	CH (4), m	7.68	7.76	7.79	6.98	7.73	7.85	7.87	7.57
CH₃COOC₂H₅	CH₃, s	2.05	1.97	1.99	1.65	1.97	2.01	2.07	
	CH₂, q	4.12	4.05	4.03	3.89	4.06	4.09	4.14	
	CH₃, t	1.26	1.20	1.17	0.92	1.20	1.24	1.24	
CH₂Cl₂	s	5.30	5.63	5.76	4.27	5.44	5.49		
n-hexane	CH₃, t	0.88	0.88	0.86	0.89	0.89	0.90		
	CH₂, m	1.26	1.28	1.25	1.24	1.28	1.29		
C₂H₅OH	CH₃, t	1.25	1.12	1.06	0.96	1.12	1.19	1.17	
	CH₂, q	3.72	3.57	3.44	3.34	3.54	3.60	3.65	

	氘代溶剂							
	CDCl₃	(CD₃)₂CO	(CD₃)₂SO	C₆D₆	CD₃CN	CD₃OD	D₂O	C₅D₅N
溶剂峰	77.16	206.26 29.84	39.52	128.06	1.32 118.26	49.00	—	123.44 135.43 149.84
CHCl₃	77.36	79.19	79.16	77.79	79.17	79.44		
(CH₃)₂CO	207.07 30.92	205.87 30.60	206.31 30.56	204.43 30.14	207.43 30.91	209.67 30.67	215.94 30.89	
(CH₃)₂SO	40.76	41.23	40.45	40.03	41.31	40.45	39.39	
C₆H₆	128.37	129.15	128.30	128.62	129.32	129.34		
CH₃CN	116.43 1.89	117.60 1.12	117.91 1.03	116.02 0.20	118.26 1.79	118.06 0.85	119.68 1.47	
CH₃OH	50.41	49.77	48.59	49.97	49.90	49.86	49.50	

	氘代溶剂							
	CDCl$_3$	(CD$_3$)$_2$CO	(CD$_3$)$_2$SO	C$_6$D$_6$	CD$_3$CN	CD$_3$OD	D$_2$O	C$_5$D$_5$N
C$_5$H$_5$N	149.90 123.75 135.96	150.67 124.57 136.56	149.58 123.84 136.05	150.27 123.58 135.28	150.76 127.76 136.89	150.07 125.53 138.35	149.18 125.12 138.27	
CH$_3$COOC$_2$H$_5$	21.04 171.36 60.49 14.19	20.83 170.96 60.56 14.50	20.68 170.31 59.74 14.40	20.56 170.44 60.21 14.19	21.16 171.68 60.98 14.54	20.88 172.89 61.50 14.49	21.15 175.26 62.32 13.92	
CH$_2$Cl$_2$	53.52	54.95	54.84	53.46	55.32	54.78		
n-hexane	14.14 22.70 31.64	14.34 23.28 32.30	13.88 22.05 30.95	14.32 23.04 31.96	14.43 23.40 32.36	15.45 23.68 32.73		

参考文献

Hugo E. Gottlieb, Vadim Kotlyar, Abraham Nudelman. NMR Chemical Shifts of Common Laboratory Solvents as Trace Impurities [J]. J. Org. Chem, 1997, 62 (21): 7512–7515.

附录4 典型溶液的制备

三氯化铁试液 取三氯化铁9g，加水使溶解成100ml，即得。

亚硝酸钠试液 取亚硝酸钠1g，加水使溶解成100ml，即得。

亚硫酸氢钠试液 取亚硫酸氢钠10g，加水使溶解成30ml，即得。本液应临用新制。

氢氧化钠试液 取氢氧化钠4.3g，加水使溶解成100ml，即得。

重铬酸钾试液 取重铬酸钾7.5g，加水使溶解成100ml，即得。

重氮苯磺酸试液 取对氨基苯磺酸1.57g，加水80ml与稀盐酸10ml，在水浴上加热溶解后，放冷至15℃，缓缓加入亚硝酸钠溶液（1→10）6.5ml，随加随搅拌，再加水稀释至100ml，即得。本液应临用新制。

盐酸试液 取盐酸8.4ml，加水使稀释成100ml。

氨试液 取浓氨溶液400ml，加水使成1000ml，即得。

高锰酸钾试液 可取用高锰酸钾滴定液（0.02mol/L）。

硝酸银试液 可取用硝酸银滴定液（0.1mol/L）。

硫代乙酰胺试液 取硫代乙酰胺4g，加水使溶解成100ml，置冰箱中保存。临用前取混合液（由1mol/L氢氧化钠溶液15ml、水5.0ml及甘油20ml组成）5.0ml，加上述硫代乙酰胺溶液1.0ml，置水浴上加热20秒，冷却，立即使用。

硫酸铜试液 取硫酸铜12.5g，加水使溶解成100ml，即得。

氯化钡试液 取氯化钡的细粉5g，加水使溶解成100ml，即得。

氯化钴试液 取氯化钴2g，加盐酸1ml，加水溶解并稀释至100ml，即得。

硼酸试液 本液为硼酸饱和的丙酮溶液。

碱性β-萘酚试液 取β-萘酚0.25g，加氢氧化钠溶液（1→10）10ml使溶解，即得。本液应临用新制。

碳酸钠试液 取一水合碳酸钠12.5g或无水碳酸钠10.5g，加水使溶解成100ml，即得。

费休试液 称取碘（置硫酸干燥器内48h以上）110g，置干燥的具塞锥形瓶（或烧瓶）中，加无水吡啶160ml，注意冷却，振摇至碘全部溶解，加无水甲醇300ml，称定重量，将锥形瓶（或烧瓶）置冰浴中冷却，在避免空气中水分条件下，通入干燥的二氧化硫至重量增加72g，再加无水甲醇使成1000ml，密塞，摇匀，在暗处放置24h。也可以使用稳定的市售费休试液。市售的费休试液可以是不含吡啶的其他碱化试剂，或不含甲醇的其他伯醇类等制成；也可以是单一的溶液或由两种溶液临用前混合而成。本试液应遮光，密封，阴凉干燥处保存。临用前应标定滴定度。

稀盐酸 取盐酸234ml，加水稀释至1000ml，即得。本液含HCl应为9.5%～10.5%。

稀硝酸 取硝酸105ml，加水稀释至1000ml，即得。本液含HNO_3应为9.5%～10.5%。

稀硫酸 取硫酸57ml，加水稀释至1000ml，即得。本液含H_2SO_4应为9.5%～10.5%。

醋酸盐缓冲液（pH3.5） 取醋酸铵25g，加水25ml溶解后，加7mol/L盐酸溶液38ml，用2mol/L盐酸溶液或5mol/L氨溶液准确调节pH至3.5（电位法指示），用水稀释至100ml，即得。

磷酸盐缓冲液（pH6.8） 取0.2mol/L磷酸二氢钾溶液250ml，加0.2mol/L氢氧化钠溶液118ml，用水稀释至1000ml，摇匀，即得。

酚酞指示液 取酚酞1g，加乙醇100ml使溶解，即得。

甲基红-溴甲酚绿混合指示剂 取0.1%甲基红的乙醇溶液20ml，加0.2%溴甲酚绿的乙醇溶液30ml，摇匀，即得。

硫酸滴定液（0.5mol/L） 取硫酸30ml，缓缓注入适量水中，冷却至室温，加水稀释至1000ml，摇匀。

硫酸滴定液（0.25mol/L、0.1mol/L或0.05mol/L） 照上法配制，但硫酸的取用量分别为15ml、6.0ml或3.0ml。

硫酸滴定液（0.01mol/L） 取硫酸滴定液（0.5mol/L、0.1mol/L或0.05mol/L）加水稀释制成，必要时标定浓度。

标准氯化钠溶液 称取氯化钠0.165g，置1000ml量瓶中，加水适量使溶解并稀释至刻度，摇匀，作为贮备液。临用前，精密量取贮备液10ml，置100ml量瓶中，加水稀释至刻度，摇匀，即得（每1ml相当于10μg的Cl）。

标准硫酸钾溶液 称取硫酸钾0.181g，置1000ml量瓶中，加水适量使溶解并稀释至刻度，摇匀，即得（每1ml相当于100μg的SO_4）。

标准铅溶液 称取硝酸铅0.1599g，置1000ml量瓶中，加硝酸5ml与水50ml溶解后，用水稀释至刻度，摇匀，作为贮备液。

附录5　普通口服固体制剂溶出度试验

技术指导原则

◆ 一、前言

本指导原则适用于普通口服固体制剂，包括以下内容：①溶出度试验的一般要求；②根据生物药剂学特性建立溶出度标准的方法；③溶出曲线比较的统计学方法；④体内生物等效性试验豁免（即采用体外溶出度试验代替体内生物等效性试验）的一般考虑。

本指导原则还针对药品的处方工艺在批准后发生变更时，如何通过溶出度试验确认药品质量和疗效的一致性提出了建议。附录对溶出度试验的方法学、仪器和操作条件进行了概述。

◆ 二、背景

固体制剂口服给药后，药物的吸收取决于药物从制剂中的溶出或释放、药物在生理条件下的溶解以及在胃肠道的渗透。由于药物的溶出和溶解对吸收具有重要影响，因此，体外溶出度试验有可能预测其体内行为。基于上述考虑，建立普通口服固体制剂（如片剂和胶囊）体外溶出度试验方法，有下列作用：

（1）评价药品批间质量的一致性。

（2）指导新制剂的研发。

（3）在药品发生某些变更后（如处方、生产工艺、生产场所变更和生产工艺放大），确认药品质量和疗效的一致性。

在药品批准过程中确定溶出度标准时，应考虑到药物的溶解性、渗透性、溶出行为及药代动力学特性等因素，以保证药品批间质量的一致性、变更以及工艺放大前后药品质量的一致性。

对于新药申请，应提供关键临床试验和（或）生物利用度试验用样品以及其他人体试验用样品的体外溶出度数据。对于仿制药申请，应在溶出曲线研究的基础上制定溶出度标准。无论是新药还是仿制药申请，均应根据可接受的临床试验用样品、生物利用度和（或）生物等效性试验用样品的溶出度结果，制定溶出度标准。

◆ 三、生物药剂学分类系统

根据药物的溶解性和渗透性，推荐以下生物药剂学分类系统（BCS）（Amidon 1995）：

1类：高溶解性–高渗透性药物；

2类：低溶解性–高渗透性药物；

3类：高溶解性–低渗透性药物；

4类：低溶解性–低渗透性药物。

上述分类原则可作为制定体外溶出度质量标准的依据，也可用于预测能否建立良好的体内–体外相关性（IVIVC）。在37℃±1℃下，测定最高剂量单位的药物在250ml pH介于1.0和8.0之间的溶出介质中的浓度，当药物的最高剂量除以以上介质中的药物浓度小于或等于250ml时，可认为是高溶解性药物。一般情况下，在胃肠道内稳定且吸收程度高于85%或有证据表明其良好渗透性的药物，可认为是高渗透性药物。

在禁食状态下，胃内滞留（排空）T50%时间为15~20min。对于高溶解性–高渗透性（1类）及某些情况下的高溶解性–低渗透性（3类）药物制剂，以0.1mol/L HCl为介质，在适当的溶出度试验条件下，15min的溶出度大于85%时，可认为药物制剂的生物利用度不受溶出行为的限制，即制剂的行为与溶液相似。在这种情况下，胃排空速度是药物吸收的限速步骤。如果药物制剂溶出比胃排空时间慢，建议在多种介质中测定溶出曲线。

对于低溶解性–高渗透性药物（2类），溶出是药物吸收的限速步骤，有可能建立较好的体内外相关性。对于此类制剂，建议在多种介质中测定溶出曲线。

对于高溶解性–低渗透性药物（3类），渗透是药物吸收的限速步骤，可能不具有好的体内外相关性，吸收程度取决于溶出速率与肠转运速率之比。

对于低溶解性–低渗透性药物（4类），制备口服制剂比较困难。

◆ 四、溶出度标准的建立

建立体外溶出度标准的目的是保证药品批间质量的一致性，并提示可能的体内生物利用度问题。对于新药申请，应根据可接受的临床试验样品、关键生物利用度试验和（或）生物等效性试验用样品的溶出数据以及药品研发过程中的经验，确定溶出度标准。如果稳定性研究批次、关键临床试验批次及拟上市的样品生物等效，也可根据稳定性研究用样品的数据制定溶出度标准。

对于仿制药申请，应根据可接受的生物等效性试验用样品的溶出数据，确定溶出度标准。一般仿制药的溶出度标准应与参比制剂一致。如果仿制药的溶出度与参比制剂存在本质差异，但证明体内生物等效后，该仿制药也可建立不同于参比制剂的溶出度标准。建立了药品的溶出度标准后，药品在有效期内均应符合该标准。

普通口服固体制剂可采用下列两种溶出度控制方法。

1.单点检测

可作为常规的质量控制方法，适用于快速溶出的高溶解性药物制剂。

2.两点或多点检测

（1）可反映制剂的溶出特征。

（2）作为某些类型药物制剂的常规质量控制检验（如卡马西平等水溶性差且缓慢溶解的药物制剂）。

采用两点或多点溶出度检测法，能更好地反映制剂的特点，有助于质量控制。

（一）新化合物制剂溶出度标准的建立

考察药物制剂的溶出度特征应考虑药物的pH–溶解度曲线及pK_a，同时，测定药物的渗透性或辛醇/水分配系数可能有助于溶出方法的选择和建立。应采用关键临床试验和（或）生物利用度试验用样品的溶出度数据作为制定溶出度标准的依据。如果拟上市样品与关键临床试验中所用样品处方存在显著差异，应比较两种处方的溶出曲线并进行生物等效性试验。

应在适当、温和的试验条件下进行溶出度试验，比如篮法50~100转/分或桨法50~75转/分，取样间隔15min，获得药品的溶出曲线，并在此基础上制定溶出度标准。对于快速溶出的药物制剂，可能需要以10min或更短的间隔期取样，以绘制获得完整的溶出曲线。对于高溶解性（BCS 1类和3类）和快速溶出的药物制剂，大多数情况下，标准中采用单点控制即可，取样时间点一般为30～60min，溶出限度通常应为不少于70%～85%。对于溶出较慢或水溶性差的药物（BCS 2类），根据疗效和（或）副作用的特点，可采用两点检测法进行药品的溶出控制，第一点在15min，规定一个溶出度范围，第二个取样点（30、45或60min）时的溶出量应不低于85%。药品在整个有效期内均应符合制定的溶出度标准。如果制剂的溶出特性在储存或运输过程中发生改变，应根据该样品与关键临床试验（或生物等效试验）用样品的生物等效性结果，决定是否变更溶出度标准。为了保证放大生产产品以及上市后发生变更的产品持续的批间生物等效性，其溶出曲线应与获得审批的生物等效批次或关键临床试验批次的溶出曲线一致。

（二）仿制药溶出度标准的建立

根据参比制剂是否有公开的溶出度试验方法，可考虑以下三种仿制药溶出度标准建立方法：

1.《中国药典》或国家药品标准收载溶出度试验方法的品种

建议采用《中国药典》或国家药品标准收载的方法。应取受试和参比制剂各12片（粒），按照15min或更短时间间隔取样，进行溶出曲线的比较。必要时，应进行不同溶出介质或试验条件下的溶出度试验，并根据试验数据确定最终的溶出度标准。复方制剂的国家药品标准未对所有成分进行溶出度测定时，应对所有成分进行溶出研究并确定在标准中是否对所有成分进行溶出度检查。

2.国家药品标准未收载溶出度试验方法但可获得参考方法的品种

建议采用国外药典或参比制剂的溶出度测定方法，应取受试和参比制剂各12片（粒），按照15min或更短时间间隔取样，进行溶出曲线的比较。必要时，应进行不同溶出介质或试验条件下的溶出度试验，并根据试验数据确定最终的溶出度标准。

3.缺乏可参考的溶出度试验方法的品种

建议在不同溶出度试验条件下，进行受试制剂和参比制剂溶出曲线的比较研究。试验条件可包括不同的溶出介质（pH 1.0~6.8）、加入或不加表面活性剂、不同的溶出装置和不同的转速。应根据生物等效性结果和其他数据制定溶出度标准。

（三）特例–两点溶出试验

对于水溶性较差的药物（如卡马西平），为保证药品的体内行为，建议采用两个时间点的溶出度试验或溶出曲线法进行质量控制。

（四）绘图或效应面法

绘图法是确定关键生产变量（CMV）与体外溶出曲线及体内生物利用度数据效应面之间相关性关系的过程。关键生产变量包括可显著影响制剂体外溶出度的制剂处方组成、工艺、设备、原材料和方法的改变（Skelly 1990, Shah 1992）。该方法的目的是制定科学、合理的溶出度标准，保证符合标准的药品具有生物等效性。已有几种试验设计可用于研究CMV对药品性能的影响。其中一种方法如下：

（1）采用不同的关键生产参数制备两个或更多的样品制剂，并研究其体外溶出特征。

（2）采用一定受试者（比如 $n \geqslant 12$），对具有最快和最慢溶出度特征的样品与参比制剂或拟上市样品进行体内对比试验。

（3）测定这些受试样品的生物利用度及体内外关系。具有极端溶出度特征的样品亦称为边缘产品。如果发现具有极端溶出度特征的样品与参比制剂或拟上市样品具有生物等效性，则将来生产的溶出特征符合规定的产品可保持生物等效。通过此项研究，可以为溶出度限度的合理设定提供依据。

采用绘图方法确定的药品溶出度标准可更好地确保稳定的药品质量和性能。根据研究的样品数，绘图研究可提供体内外相关性信息和（或）体内数据与体外数据间的关系。

（五）体内－体外相关性

对于高溶解性（BCS 1类和3类）药物，采用常规辅料和生产技术制备的普通口服固体制剂，建立体内外相关性较为困难。对于水溶性差（如 BCS 2类）的药物，有可能建立体内外相关性。

对于一种药物制剂，如果能够建立其体内体外相关性，则采用溶出度试验来预测药物制剂体内行为的质控意义就会显著提高，通过体外溶出度测定就可区分合格和不合格的产品。溶出度合格的产品应是体内生物等效的产品，而不合格的产品则不具有生物等效性。为建立药品的体内体外相关性，应该至少得到三批具有不同体内或体外溶出行为的样品数据。如果这些样品的体内行为不同，可以通过调整体外溶出度试验的条件，使体外的数据能够反映体内行为的变化，从而建立体内体外相关性。如果这些批次的体内行为没有差异，但体外溶出特性有差别，则可能需要通过调整溶出度试验条件使其体外测定结果相同。大多情况下，体外溶出度试验比体内试验具有更高的灵敏性和更强的区分能力。因此，从质量保证的角度，建议采用较灵敏的体外溶出度试验方法，这样可以在药品的体内行为受到影响之前及时发现药品质量的变动。

（六）溶出度标准的验证和确认

一种体外检验方法的验证，可能需要通过体内研究来确认。在此情况下，应选用处方相同但关键工艺参数不同的样品开展研究。制备两批体外溶出行为不同的样品（绘图法），进行体内测试。如果两批样品显示了不同的体内行为，则可认为该体外溶出度试验方法得到了验证。但如果两批样品的体内行为没有差异，则可认为在绘图法中得到的溶出度数据作为溶出限度的合理性得到确认。总之，需要对溶出度标准进行验证或者确认。

◆ 五、溶出曲线的比较

药品上市后发生较小变更时，采用单点溶出度试验可能就足以确认其是否未改变药品的质量和性能。发生较大变更时，则推荐对变更前后产品在相同的溶出条件下进行溶出曲线比较。在整体溶出曲线相似以及每一采样时间点溶出度相似时，可认为两者溶出行为相似。可采用非模型依赖法或模型依赖方法进行溶出曲线的比较。

（一）非模型依赖法

1.非模型依赖的相似因子法

采用差异因子（f_1）或相似因子（f_2）来比较溶出曲线是一种简单的非模型依赖方法。差异因子（f_1）法是计算两条溶出曲线在每一时间点的差异（%），是衡量两条曲线相对偏差的参数，计算公式如下：

$$f_1 = \{ \left[\sum_{t=1}^{n} |R_t - T_t| \right] / \left[\sum_{t=1}^{n} R_t \right] \cdot 100$$

其中，n 为取样时间点个数，R_t 为参比样品（或变更前样品）在 t 时刻的溶出度值，T_t 为试验批次（变更后样品）在 t 时刻的溶出度值。

相似因子（f_2）是衡量两条溶出曲线相似度的参数，计算公式如下：

$$f_2 = 50 \cdot \log\{ \left[1 + (1/n) \sum_{t=1}^{n} (R_t - T_t)^2 \right]^{-0.5} \cdot 100\}$$

其中，n 为取样时间点个数，R_t 为参比样品（或变更前样品）在 t 时刻的溶出度值，T_t 为试验批次（变更后样品）在 t 时刻的溶出度值。

差异因子和相似因子的具体测定步骤如下：

（1）分别取受试（变更后）和参比样品（变更前）各12片（粒），测定其溶出曲线。

（2）取两条曲线上各时间点的平均溶出度值，根据上述公式计算差异因子（f_1）或相似因子（f_2）。

（3）f_1值越接近0，f_2值越接近100，则认为两条曲线相似。一般情况下，f_1值小于15或f_2值高于50，可认为两条曲线具有相似性，受试（变更后）与参比产品（变更前）具有等效性。

这种非模型依赖方法最适合于三至四个或更多取样点的溶出曲线比较，采用本方法时应满足下列条件：

①应在完全相同的条件下对受试和参比样品的溶出曲线进行测定。两条曲线的取样点应相同（如15、30、45、60min）。应采用变更前生产的最近一批产品作为参比样品。

②药物溶出量超过85%的取样点不超过一个。

③第一个取样时间点（如15min）的溶出量相对标准偏差不得超过20%，其余取样时间点的溶出量相对标准偏差不得超过10%。

④当受试制剂和参比制剂在15min内的溶出量≥85%时，可以认为两者溶出行为相似，无需进行f_2的比较。

2.非模型依赖多变量置信区间法

对于批内溶出量相对标准偏差大于15%的药品，可能更适于采用非模型依赖多变量置信区间方法进行溶出曲线比较。建议按照下列步骤进行：

（1）测定参比样品溶出量的批间差异，然后以此为依据确定多变量统计矩（multivariate statistical distance，MSD）的相似性限度。

（2）确定受试和参比样品平均溶出量的多变量统计矩。

（3）确定受试和参比样品实测溶出量多变量统计矩的90%置信区间。

（4）如果受试样品的置信区间上限小于或等于参比样品的相似性限度，可认为两个批次的样品具有相似性。

（二）模型依赖法

已有一些拟合溶出度曲线的数学模型的报道。采用这些模型比较溶出度曲线，建议采取以下步骤：

（1）选择最适当的模型比较拟合标准批次、改变前批次和已批准受试批次的溶出曲线。建议采用不多于三个参数的模型（如线性模型、二次模型、对数模型、概率模型和威布尔模型）。

（2）根据各样品的溶出数据绘制溶出曲线并采用最合适的模型拟合。

（3）根据参比样品拟合模型的参数变异性，设定相似区间。

（4）计算受试和参比样品拟合模型参数的MSD。

（5）确定受试与参比样品间溶出差异的90%置信区间。

（6）比较置信区间与相似性限度。如果置信区间落在相似性限度内，可认为受试与参比样品具有相似的溶出曲线。

◆ 六、普通口服固体制剂上市后变更的溶出度研究

在《已上市化学药品变更研究技术指导原则》中，对于普通口服固体制剂批准上市后的变更，根据变更程度，已经对研究验证内容及申报资料要求进行了阐述。根据变更程度和药物的生物药剂学特点，指导原则中提出了相应的体外溶出度试验要求以及体内生物等效性研究要求。根据药物的治疗窗、溶解性及渗透性的不同，对体外溶出度试验条件的要求也不同。对于该指导原则中未提及的处方变更，建议在多种介质中进行溶出比较试验。对于生产场所的变更、放大设备变更和较小的工艺变更，溶出度试验应足以确认产品质量和性能是否有改变。该指导原则推荐采用非模型依赖相似因子（f_2）方法

进行溶出度的对比研究，以确认变更前后产品质量是否一致。

◆ 七、体内生物等效性试验的豁免

对于多规格药品，溶出度比较试验还可用于申请小剂量规格药品体内生物等效性试验的豁免。

当药物具有线性动力学的特点且不同剂量规格药品处方组成比例相似时，可对最大剂量规格的药品开展生物等效性研究，基于充分的溶出度比较试验，可以豁免小剂量规格药品的体内研究。处方组成比例相似性的判定可参见《已上市化学药品变更研究技术指导原则》中"变更药品处方中已有药用要求的辅料"项下的相应内容。新增规格药品生物等效豁免与否，取决于新增规格与原进行了关键生物等效性试验规格药品的溶出曲线比较结果及处方组成的相似性。溶出曲线的比较应采用本指导原则第五部分项下所述的方法进行测定和评价。

参考文献

国家食品药品监督管理总局关于发布普通口服固体制剂溶出度试验技术指导原则和化学药物（原料药和制剂）稳定性研究技术指导原则的通告（2015年第3号）［EB/OL］. 国家食品药品监督管理总局，2015-02-05［2023-08-09］. https://www.nmpa.gov.cn/yaopin/ypggtg/ypqtgg/20150205120001100.html.

附录6　溶出介质制备方法

◆ **一、盐酸溶液**

取附表6-1中规定量的盐酸，用水稀释至1000ml，摇匀，即得。

附表6-1　盐酸溶液的配制

pH	1.0	1.2	1.3	1.4	1.5	1.6	1.7	1.8	1.9	2.0	2.1	2.2
盐酸（ml）	9.00	7.65	6.05	4.79	3.73	2.92	2.34	1.84	1.46	1.17	0.92	0.70

◆ **二、醋酸盐缓冲液**

取附表6-2中规定物质的取样量，用水溶解并稀释至1000ml，摇匀，即得。

附表6-2　醋酸盐缓冲溶液的配制

pH	3.8	4.0	4.5	5.5	5.8
醋酸钠取样量（g）	0.67	1.22	2.99	5.98	6.23
2mol/L醋酸溶液取样量（ml）	22.6	20.5	14.0	3.0	2.1

2mol/L醋酸溶液：取冰醋酸120.0g（114ml）用水稀释至1000ml，摇匀，即得。

◆ **三、磷酸盐缓冲液**

取0.2mol/L磷酸二氢钾溶液250ml与附表6-3中规定量的0.2mol/L氢氧化钠溶液混合，用水稀释至1000ml，摇匀，即得。

附表6-3　磷酸盐缓冲液

pH	4.5	5.5	5.8	6.0	6.2	6.4	6.6
0.2mol/L氢氧化钠溶液（ml）	0	9.0	18.0	28.0	40.5	58.0	82.0
pH	6.8	7.0	7.2	7.4	7.6	7.8	8.0
0.2mol/L氢氧化钠溶液（ml）	112.0	145.5	173.5	195.5	212.0	222.5	230.5

0.2mol/L磷酸二氢钾溶液：取磷酸二氢钾27.22g，加水溶解并稀释至1000ml。

0.2mol/L氢氧化钠溶液：取氢氧化钠8.00g，加水溶解并稀释至1000ml。

以上为推荐采用的溶出介质配制方法，如有必要，研究者也可根据具体情况采用其他的溶出介质以及相应的配制方法。

参考文献

普通口服固体制剂溶出曲线测定与比较指导原则［EB/OL］. 国家食品药品监督管理总局药品审评中心，2016-03-08［2023-08-09］. https://www.cde.org.cn/zdyz/domesticinfopage?zdyzIdCODE=d1f836895e2cf93933e5c4c7d586d6e0.

附录7　药物溶出度仪机械验证指导原则

本指导原则适用于仿制药质量和疗效一致性评价研究工作中，口服固体制剂体外溶出试验所用溶出度仪的机械验证。

◆ 一、概述

本指导原则中的溶出度仪是指《中华人民共和国药典》（以下简称《中国药典》）四部通则〈0931〉溶出度与释放度测定法中第一法和第二法的仪器装置。为保证体外溶出试验数据的准确性和重现性，所使用的溶出度仪应满足《中国药典》要求，同时还需满足本指导原则规定的各项技术要求。

◆ 二、验证前检查

目视检查以下部件：

（一）溶出杯

杯体光滑，无凹陷或凸起，无划痕、裂痕、残渣等缺陷。

（二）篮

篮体无锈蚀，无网眼堵塞或网线伸出，无网眼或篮体变形等现象。

（三）篮（桨）轴

篮（桨）轴无锈蚀，桨面涂层（Teflon或其他涂层）光滑、无脱落。

◆ 三、测量工具

可采用单一测量工具（如倾角仪、百分表、转速表和温度计等），也可采用模块化的集成测量工具。各种测量工具均应符合相关的计量要求。

◆ 四、技术要求

对溶出度仪进行机械验证时，应将待测部件置于正常试验位置，按以下方法进行验证。

（一）溶出度仪水平度

在溶出杯的水平面板上从两个垂直方向上测量，两次测量的数值均不得超出0.5°。

（二）篮（桨）轴垂直度

紧贴篮（桨）轴测量垂直度，再沿篮（桨）轴旋转90°测量，每根篮（桨）轴两次测量的数值均不得超出90.0°±0.5°。

（三）溶出杯垂直度

沿溶出杯内壁（避免触及溶出杯底部圆弧部分）测量垂直度，再沿内壁旋转90°测量，每个溶出杯两次测量的数值均不得超出90.0°±1.0°。

（四）溶出杯与篮（桨）轴同轴度

可通过在溶出杯圆柱体内的篮（桨）轴上下各取一个点，以篮（桨）轴为中心旋转一周，测量篮

（桨）轴与溶出杯内壁距离的变化，来表征溶出杯垂直轴与篮（桨）轴的偏离。一个测量点位于溶出杯上部靠近溶出杯上缘，另一个测量点位于溶出杯圆柱体内靠近篮（桨叶）上方。每个溶出杯在2个点测量的最大值与最小值之差均不得超出2.0mm。

通过了垂直度与同轴度验证的篮轴、桨和溶出杯均应编号，在溶出杯上缘与固定装置相连的位置上做好标记。在进行溶出度试验时，应将各篮轴、桨和溶出杯放在原已通过验证的位置上，保持各溶出杯与固定装置的相对位置不变。为满足同轴度要求，在调整了溶出杯的位置后应重新验证其垂直度。

（五）篮（桨）轴摆动

在篮（桨叶）上方约20mm处测量。篮（桨）轴以每分钟50转旋转时，连续测量15s，每根篮（桨）轴测量的最大值与最小值之差不得超出1.0mm。

（六）篮摆动

在篮下缘处测量。篮轴以每分钟50转旋转时，连续测量15s，每个篮测量的最大值与最小值之差不得超出1.0mm。

通过了摆动验证的篮应编号，在进行溶出度试验时，应将各篮放在原已通过验证的位置上，保持与固定装置的相对位置不变。

（七）篮（桨）深度

测量每个溶出杯内篮（桨）下缘与溶出杯底部的距离，均应为25mm±2mm。

（八）篮（桨）轴转速

将篮（桨）轴的转速设定在每分钟50（100）转，连续记录60s，各篮（桨）轴的转速均应在50（100）±4%转范围内。

（九）溶出杯内温度

设定溶出度仪的水浴温度，取水900ml，置各溶出杯中，待温度恒定后，测量各溶出杯内溶出介质的温度，均应为37℃±0.5℃。

（十）振动

溶出度仪运转时，整套装置应保持平稳，均不应产生明显的晃动或振动（包括所处的环境）。

◆ 五、机械验证周期

溶出度仪在安装、移动、维修后，均应对其进行机械验证。通常每6个月验证一次，也可根据仪器使用情况进行相应的调整。

◆ 六、溶出度仪机械验证参数列表

验证参数	测量点	技术要求
溶出度仪水平度	溶出度仪水平面板，在两个垂直方向分别测量	≤0.5°
篮（桨）轴垂直度	紧贴篮（桨）轴，在夹角为90°的两个方向分别测量	90.0°±0.5°

续表

验证参数	测量点	技术要求
溶出杯垂直度	紧贴杯壁，在夹角为90°的两个方向分别测量	90.0°±1.0°
溶出杯与篮（桨）轴同轴度	上部测量点：靠近溶出杯上缘 下部测量点：靠近篮（桨叶）上方（圆柱体部分）	≤2.0mm
篮（桨）轴摆动	篮（桨叶）上方约20mm	≤1.0mm
篮摆动	篮底部边缘	≤1.0mm
篮（桨）深度	篮（桨）下缘距杯底部	25mm±2mm
篮（桨）轴转速	篮（桨）轴	±4%
溶出杯内温度	溶出杯内	37℃±0.5℃

参考文献

总局关于发布药物溶出度仪机械验证指导原则的通告（2016年第78号）[EB/OL].国家食品药品监督管理总局，2016-04-29[2023-08-09].https://www.nmpa.gov.cn/xxgk/ggtg/qtggtg/20160429160201240.html.

附录8 不同动物模型生理参数与剂量换算表

	人（70kg）		猴（4kg）		犬（8.5kg）		大鼠（0.25 kg）		小鼠（0.02kg）	
	V （L）	Q （L/min）	V （ml）	Q （ml/min）	V （ml）	Q （ml/min）	V （ml）	Q （ml/min）	V （ml）	Q （ml/min）
脂肪	10	0.26	325.89	20.56	1500	50	19	5.82	1.73	0.72
肝脏	1.69	1.48	108	144.79	213	323.33	9.15	14.53	1.1	1.94
肌肉	35	0.75	2000	227.02	4250	170	101	23.1	7.67	0.91
肺	1.17	5.6	26.4	893.78	85	968.33	1.25	83.9	0.15	8
肾脏	0.28	1.24	24	140.32	97	170	1.83	11.71	0.33	1.3
脑	1.45	0.7	72	48.26	50	145	1.43	1.66	0.33	0.26
心脏	0.31	0.24	13.6	43.8	43	43.33	0.83	4.07	0.1	0.28
脾脏	0.19	0.08	6.4	22.34	22	13.33	0.5	1.66	0.07	0.09
皮肤	7.8	0.3	400	69.71	364	18.33	47.5	4.82	3.3	0.41
消化道	1.65	1.1	184	79.55	228	265	6.75	10.88	0.85	1.5
除消化道外其他部位	5.26	0.63	546.11	199.31	1223	48.33	40.38	17.36	3.39	2.18
静脉	3.47	\	195.73	\	284	\	13.6	\	0.65	\
动脉	1.73	\	97.87	\	141		6.8	\	0.33	\

剂量换算

根据《健康成年志愿者首次临床试验药物最大推荐起始剂量的估算指导原则》中附录B"从动物剂量（mg/kg）通过体表面积归一化方法推算HED的步骤"，通过体表面积归一化法可从动物毒理研究剂量推算人体等效剂量，下文以已知动物剂量（mg/kg）推算人体等效剂量为例介绍。

首先通过体表面积的通用计算公式（附式8-1）计算人及动物的体表面积：

$$\lg S=0.698\times\lg W+0.8762 \qquad （附式8-1）$$

即：

$$S=10^{0.698\times\lg W+0.8762} \qquad （附式8-2）$$

式中，S 为体表面积（cm^2），W 为体重（g）。通过附式8-3将以mg/kg为单位的剂量换算为等效体表面积剂量mg/m²。

$$Dose_{mg/m^2}\times（S_{动物}\div 10000）=Dose_{mg/kg}\times（W\div 1000） \qquad （附式8-3）$$

即：

$$Dose_{mg/m^2}=10\times Dose_{mg/kg}\times W\div 10^{0.698\times\lg W+0.8762} \qquad （附式8-4）$$

定义 k_m 为从mg/kg剂量转化为体表面积剂量（mg/m²）的换算因子，如附式8-5所示，附表8-1为根据参照体重计算的换算因子。

$$k_m=（10\times W）\div 10^{0.698\times\lg W+0.8762} \qquad （附式8-5）$$

附表8-1 k_m计算实例

种属	参考体重（kg）	体表面积（m^2）	k_m
人	60	1.6268	36.88
小鼠	0.020	0.006086	3.29
仓鼠	0.080	0.01602	4.99
大鼠	0.300	0.04029	7.45
兔	1.8	0.14073	12.79
犬	10	0.46580	21.47
猴	3	0.20102	14.92

如此即可通过公式（附式8-6）将动物独立剂量转化为人等效剂量。

$$Dose_{人}=Dose_{动物} \div k_{m,人} / k_{m,动物} \qquad （附式8-6）$$

参考文献

［1］Davies B, Morris T. Physiological parameters in laboratory animals and humans［J］. Pharm Res, 1993, 10（7）:1093-1095.

［2］Brown RP, Delp MD, Lindstedt SL, et al. Physiological parameter values for physiologically based pharmacokinetic models［J］. Toxicol Ind Health, 1997, 13（4）: 407-484.

［3］Fisher JW, Twaddle NC, Vanlandingham M, et al. Pharmacokinetic modeling: prediction and evaluation of route dependent dosimetry of bisphenol A in monkeys with extrapolation to humans［J］. Toxicol Appl Pharmacol, 2011, 257（1）: 122-136.

［4］Hoffbrand BI, Forsyth RP. Validity studies of the radioactive microsphere method for the study of the distribution of cardiac output, orn blood flow, and resistance in the conscious rhesus monkey［J］. Cardiovasc Res, 1969, 3（4）: 426-432.

［5］Kawai R, Lemaire M, Steimer JL, et al. Physiologically based pharmacokinetic study on a cyclosporin derivative, SDZ IMM 125［J］. J Pharmacokinet Biopharm, 1994, 22（5）: 327-365.

［6］Luttringer O, Theil FP, Poulin P, et al. Physiologically based pharmacokinetic（PBPK）modeling of disposition of epiroprim in humans［J］. J Pharm Sci, 2003, 92（10）: 1990-2007.

［7］Bi Y, Deng J, Murry DJ, et al. A whole-body physiologically based pharmacokinetic model of gefitinib in mice and scale-up to humans［J］. AAPS J, 2016, 18（1）: 228-238.

［8］Chen Y, Zhao K, Liu F, et al. Prediction of deoxypodophyllotoxin disposition in mouse, rat, monkey, and dog by physiologically based pharmacokinetic model and theextrapolation to human［J］. Front Pharmacol, 2016, 7: 488.

［9］Lyons MA, Reisfeld B, Yang RS, et al. A physiologically based pharmacokinetic model of rifampin in mice［J］. Antimicrob Agents Chemother, 2013, 57（4）:1763-1771.